·中医考试必备掌中宝典·

U0825168

中医诊断学

主　编　于丽芳

编　委　代文杰　马晓鹏　申仲凯　王　花

王旭东　药红霞　王雅琴

山西出版传媒集团

山西科学技术出版社

图书在版编目(CIP)数据
中医诊断学/于丽芳主编. —2版. —太原:山西科学技术出版社,2012.9(2025.8重印)
(中医考试必备掌中宝典)
ISBN 978-7-5377-4241-2
Ⅰ.①中… Ⅱ.①于… Ⅲ.①中医诊断学—中医师—资格考试—自学参考资料 Ⅳ.①R241
中国版本图书馆CIP数据核字(2012)第174380号

·中医考试必备掌中宝典·
中医诊断学

主　编　于丽芳
出　版　山西出版传媒集团·山西科学技术出版社(太原建设南路21号 邮编:030012)
发　行　山西出版传媒集团·山西科学技术出版社(电话:0351—4922121)
印　刷　山西基因包装印刷科技股份有限公司
开　本　850×1168　1/128　印张　1.5　字数　51千字
版　次　2012年9月第2版　2025年8月第28次印刷
书　号　ISBN 978-7-5377-4241-2
定　价　5.00元

目 录

第一章　望诊

望诊是医生运用视觉观察病人的神色形态、局部表现，舌象、分泌物和排泄物色质的变化来诊察病情的方法。

望诊应在充足的天然光线下进行，要充分暴露受检部位，熟悉各部位组织的正常表现和生理特点。

望诊的内容包括全身望诊（望神、色、形体、姿态）、局部望诊（望头面、五官、躯体、四肢、二阴、皮肤）、舌诊（望舌体、舌苔）、望排出物（望痰涎、呕吐物、大便、小便等）、望小儿指纹五个部分。

第一节　全身望诊

一、望神

望神是通过观察人体生命活动的整体表现来判断病情的

方法。

（一）望神的主要内容

两目：眼神是心神的外在反映，五脏六腑之精气皆上注于目而为之精。

神情：指人的精神意识和面部表情，是心神和脏腑精气盛衰的外在表现。

气色：是指人的周身皮肤和体表组织的色泽。

体态：指人的形体动态。

（二）对神气的判断

1. 得神　又称“有神”。表现为神态清楚，两目精彩，呼吸平稳，语言清晰，面色荣润，肌肉不削，动作自如，反应灵敏。提示正气充足，精气充盛，机体功能正常，为健康表现，或虽病而正气未伤，精气未衰，属病轻。

2. 少神　又称“神气不足”。表现为精神不振，两目乏神，面色少华，肌肉松软，倦怠乏力，少气懒言，动作迟缓。提示正气不足，精气轻度损伤，机体功能较弱。多见于轻病或恢复期病人。

3. 失神　又称“无神”。是精亏神衰或邪盛神乱的重病表现，可见于久病虚证和邪实病人。

因精亏神衰而失神者，表现为精神萎靡，面色无华，两目晦暗，呼吸气微或喘促，语言错乱，动作艰难，反应迟钝，甚则神识不清。提示正气大伤，精气亏虚，机体功能严重衰减。多见于慢性久病病人，属病重。

因邪盛神乱而致失神者，表现为壮热烦躁，四肢抽搐；或神昏谵语,循衣摸床,撮空理线;或卒倒神昏,两手握固,牙关紧急。提示邪气亢盛,热扰神明,邪陷心包;或肝风挟痰蒙蔽清窍,阻闭经络。皆属机体功能严重障碍,气血津液失调,多见于急性病人,亦属病重。

4. 假神 一般为久病重病本已失神,突然神识清醒,目光转亮而浮光外露。提示脏腑精气极度衰竭,正气将脱,阴不敛阳,虚阳外越,阴阳即将离决,属病危。常是重病病人临终前的表现,古人比作"回光返照"或"残灯复明"。

5. 神乱 即精神错乱或神志失常。多见于癫、狂、痫、脏躁等病人。

焦虑恐惧:病人时时恐惧,焦虑不安,心悸气促,多属虚证。可见于卑惵、脏躁等病人。多由心胆气虚,心神失养所致。

狂躁不安：病人狂躁妄动，胡言乱语，少寐多梦，打人骂詈，不避亲疏，多属阳证。常见于狂病等。多由暴怒气郁化火，煎津为痰，痰火扰乱心神所致。

淡漠痴呆：病人表情淡漠，喃喃自语，哭笑无常，多属阴证。常见于癫痫、痴呆等。多由忧思气结，津凝为痰，痰浊蒙蔽心神，或先天禀赋不足所致。

卒然昏倒：病人突然昏倒，口吐涎沫，两目上视，四肢抽搐，醒后如常。见于痫病。多由脏气失调，肝风挟痰上逆，阻闭清窍所致。

（三）望神的注意事项

重视诊察病人时的第一印象；做到神形合参；抓住重要症状和体征；注意假神与重病好转的区别。

二、望色

望色，又称“色诊”，是通过观察病人全身皮肤的色泽变化来诊察病情的方法。

（一）色与泽的意义

1. 面部皮肤颜色　在病理状态下，则可反映疾病的不同性质和不同脏腑的疾病。

2. 面部皮肤光泽　可反映脏腑精气的盛衰，对判断病情的轻重和预后有重要的意义。

（二）常色与病色

1. 常色　即正常的、无病的面色。特点是明润、含蓄。明润，是人体精充神旺、气血津液充足、脏腑功能正常。含蓄，是胃气充足、精气内含而不外泄的表现。

主色：是人生来就有的基本面色，属个体素质，一生基本不变，故称为主色。

客色：是因季节、气候不同而发生正常变化的面色。

2．病色　即因病而发生异常改变的面色。特点是晦暗、暴露。晦暗，是脏腑精气已衰、胃气不能上荣的表现。暴露，病色外现或真脏色外露的表现。

善色：即病色光明润泽。

恶色：即面色枯槁晦暗。

（三）五色主病

1．白色　主虚证、寒证、脱血、夺气。病人面色发白，多由气虚血少，或阳衰寒盛，气血不能上充于面部脉络所致。

面色淡白无华，唇舌色淡者，多属血虚证或失血证。

面色㿠白者，多属阳虚证；若㿠白虚浮，则多属阳虚水泛。

面色苍白者，多属阳气暴脱或阴寒内盛。

2. 黄色　主脾虚、湿证。病人面色发黄，多由脾虚机体失养，或湿邪内蕴、脾失运化所致。

面色萎黄者，多属脾胃气虚。

面黄虚浮者，属脾虚湿蕴。

面目一身俱黄者，为黄疸。面黄鲜明如橘皮色者，属阳黄；面黄晦暗如烟熏色者，属阴黄。

3. 赤色　主热证，亦可见于戴阳证。病人面见赤色，多因有热而面部脉络扩张，气血充盈所致，但亦可见于虚阳上越的病人。

满面通红者，属实热证。

午后两颧潮红者，属阴虚证。

久病重病面色苍白，却时而泛红如妆、游移不定者，属戴阳证。

4. 青色　主寒证、疼痛、气滞、血瘀、惊风。病人面见青色，多由寒凝气滞，或痛则不能，或瘀血内阻，或筋脉拘急，使面部脉络血行瘀阻所致。

面色淡青或青黑者，属寒盛、痛剧。

面色与口唇青紫者，多属心气、心阳虚衰，血行瘀阻。

面色青黄者，可见于肝郁脾虚的病人。

小儿眉间、鼻柱、唇周发青者，多属惊风。

5. 黑色　主肾虚、寒证、水饮、血瘀。病人面色发黑，多因肾阳虚衰，水寒内盛，血失温养，脉络拘急，血行不畅所致。

面黑暗淡者，多属肾阳虚。

面黑干焦者，多属肾阴虚。

眼眶周围发黑者，多属肾虚水饮或寒湿带下。

面色黧黑，肌肤甲错者，多由血瘀日久所致。

（四）面部色泽的动态变化

“望色十法”，即浮、沉、清、浊、微、甚、散、抟、泽、夭。

浮，主表；沉，主里。清，主阳；浊，主阴。微，主虚；甚，主实。散，主新；抟，主久。泽，主精气未衰；夭，主精气已衰。

三、望形体

望形体是观察病人形体的强弱胖瘦、体质形态和异常表现等来诊察病情的方法。望形体的内容包括：

1. 形体强弱

体强：表现为骨骼粗大，胸廓宽厚，肌肉充实，皮肤润泽。说明体魄强壮，内脏坚实，气血旺盛，抗病力强。

体弱：表现为骨骼细小，胸廓狭窄，肌肉瘦削，皮肤枯槁。说明体质虚衰，内脏脆弱，气血不足，抗病力弱。

2. 形体胖瘦

体胖能食，肌肉坚实，神旺有力者，多属形气有余。

体胖食少，肉松皮缓，神疲乏力者，多属形盛气虚。

久病卧床不起，骨瘦如柴者，为脏腑精气衰竭，气液干枯，属病危。

3. 体质形态

阴脏人：其特点是阳较弱而阴偏旺，患病后易从阴化寒、寒湿内停。

阳脏人：其特点是阴较亏而阳偏旺，患病易于从阳化热，导致伤阴伤津。

阴阳和平之人：其特点是阴阳平衡，气血调匀。

四、望姿态

望姿态是观察病人的动静姿态和肢体的异常动作来诊察病情的方法。望姿态的内容包括：

1. 动静姿态　坐而喜仰，胸胀气粗者，多属肺实气逆。坐而喜俯，少气懒言者，多属肺虚体弱。

卧时面常向外，多属阳证、热证、实证。卧时面常向里，多属阴证、寒证、虚证。

仰卧伸足，掀去衣被者，多属实热证。蜷卧缩足，喜加衣被者，多属虚寒证。

2. 衰惫姿态　可以了解脏腑的病变程度和预测疾病的转归。

头部低垂，无力抬起，两目深陷，呆滞无光，是精气神明将衰惫之象。如后背弯曲，两肩下垂，是心肺宗气将衰惫之象。腰酸软疼痛不能转动，是肾将衰惫之象。两膝屈伸不利，行则俯身扶物，是筋将衰惫之象。如不能久立，行则振摇不稳，是髓不养骨，骨将衰惫之象。

3. 异常动作　病人唇、睑、指、趾颤动者，见于外感热病，多为动风先兆；见于内伤虚证多为气血不足，筋脉失养。颈项强直，两目上视，四肢抽搐，角弓反张者，属肝风内动，常见于热极生风或小儿惊风。卒然跌倒，不省人事，口角㖞斜，半身不遂者，属中风病。卒倒神昏，口吐涎沫，四肢抽搐，醒后如常者，属痫病。恶寒战栗，见于疟疾发作，或为外寒袭表，或为伤寒病。肢体软弱，行动不灵，多属痿病。关节拘挛，屈伸不利，多属痹病。儿童手足伸屈扭转，挤眉眨眼，呶嘴伸舌，状似舞蹈，不能自制，多由气不足，风湿内侵所致。

第二节　局部望诊

一、望头面

（一）望头部

1. 头形　头颅的大小，新生儿约 34cm，6 个月时约 42cm，1 周岁时约 45cm，2 周岁时约 47cm，3 周岁时约 48.5cm。

头大属先天不足，肾精亏损，水液停聚于脑所致。头小多因肾精不足，颅骨发育不良所致。方颅肾精不足或脾胃虚弱。

2. 囟门　后囟呈三角形，在出生后 2～4 个月时闭合。前囟呈菱形，在出生后 12～18 个月时闭合。

囟门突起：称为囟填，多属实证。为温病火邪上攻，或脑髓有病，或颅内水液停聚所致。

囟门凹陷：称为囟陷，多属虚证。可见于吐泻伤津、气血不足和先天精气亏虚、脑髓失充的患儿。

囟门迟闭：称为解颅，是肾气不足、发育不良的表现。多见于佝偻病患儿，常兼有“五软”（头软、项软、手足软、肌肉软、口软）、“五迟”（立迟、行迟、发迟、齿迟、语迟）。

3. 动态　头摇不能自主，多为肝风内动之兆，气血虚衰，脑神失养所致。

4. 头发　发黄干枯，稀疏易落，多属精血不足。突然片状脱发，显露圆形或椭圆形光亮头皮，称为斑秃，多为血虚受风所致。

（二）望面部

1. 面肿　眼睑颜面先肿，发病较速者为阳水，多由外感风邪、肺失宣降所致。兼见面色㿠白，发病缓慢者属阴水，多由脾肾阳衰，水湿泛溢所致。面唇青紫、心悸气促、不能平卧者，多属心肾阳衰，血行瘀阻，水气凌心所致。

2. 腮肿　一侧或两侧腮部以耳垂为中心肿起，边缘不清，按之有柔韧感或压痛者，常为痄腮。为外感温毒之邪所致。

3. 面削颧耸　又称为面脱，属气血虚衰，脏腑精气耗竭。多见于慢性病的危重阶段。

4. 口眼㖞斜　为风邪中络。口角㖞斜兼半身不遂者，则为中风病，为肝阳上亢，风痰阻闭经络所致。

5. 特殊面容　“惊恐貌”，见于小儿惊风、狂犬病和瘿瘅等病人。“苦笑貌”，见于新生儿脐风、破伤风。“狮面”，见于麻风病人。

二、望五官

（一）望目

瞳仁属肾,称为“水轮”;黑睛属肝,称为“风轮”;两眦血络属心,称为“血轮”;白睛属肺,称为“气轮”;眼睑属脾,称为“肉轮”。

1. 色泽

目赤肿痛：多属实热证。如白睛发红为肺火或外感风热，两眦赤痛为心火，睑缘赤烂为脾有湿热，全目赤肿为肝经风热上攻。

白睛发黄：为黄疸的主要标志。由湿热或寒湿内蕴，肝胆疏泄失常，胆汁外溢所致。

目眦淡白：属血虚、失血。是血少不能上荣于目所致。

目胞色黑晦暗：多属肾虚。是肾精亏耗，或命门火衰，水寒内盛之象。

2. 形态

目胞浮肿：为水肿的常见表现。

眼窝凹陷：为伤津耗液或气血不足。

眼球突出：兼喘满上气者，属肺胀，为痰浊阻肺、肺气不宣、呼吸不利所致。兼颈前微肿，急躁易怒者，为瘿病，因肝郁化火、痰气壅结所致。

针眼、眼丹：睑缘肿起结节如麦粒，红肿较轻者，名为针眼；胞睑漫肿，红肿较重者，名为眼丹。风热邪毒或脾胃蕴热上攻于目所致。

3. 动态

瞳孔缩小：多属肝胆火炽所致；亦可见于中毒。

瞳孔散大：可见于肾精耗竭的病人，属病危。

瞪目直视：为脏腑精气将绝，属病危。

胞睑下垂：双睑下垂者，多为先天不足、脾肾亏虚；单睑下垂者，多因脾气虚衰或外伤所致。

（二）望耳

1. 色泽　耳轮淡白，多属气血亏虚。耳轮红肿，多为肝胆湿热或热毒上攻。耳轮青黑，可见于阴寒内盛或有剧痛的病人。耳轮干枯焦黑，属肾精亏耗，精不上荣，为病重。耳背有红络、耳根发凉，多为出麻疹的先兆。

2. 形态　耳廓厚大，是肾气充足。

耳廓瘦小而薄，是先天亏损，肾气不足。耳轮干枯萎缩，为肾精耗竭，属病危。耳轮皮肤甲错，见于血瘀日久的病人。

耳内流脓水，称为脓耳。多由肝胆湿热熏蒸所致；后期转虚，则多属肾阴不足、虚火上炎。

（三）望鼻

1. 色泽　鼻色红黄隐隐，含蓄明润，是胃气充足。

鼻端微黄明润，见于新病为虽病而胃气未伤，属病轻；见于久病为胃气来复，属向愈。鼻端色白，多属气血亏虚，或见于失血病人。鼻端色赤，多属肺、脾蕴热。鼻端色青，多见于阴寒腹痛病人；若兼鼻端发凉，则病情更为严重。鼻端色微黑，常是肾虚寒水内停之象。鼻端晦暗枯槁，则为胃气已衰，属病重。

2. 形态　鼻红肿生疮，多属胃热或血热。“酒糟鼻”，是肺胃蕴热所致。鼻柱溃陷，见于梅毒病人。鼻翼煽动，见于肺热或哮喘病人。

3. 鼻内病变　鼻塞流涕，见于外感表证或鼻渊等；鼻流清涕属外感风寒；鼻流浊涕属外感风热；鼻流脓涕气腥臭多为鼻渊；鼻腔出血，称为“鼻衄”，因肺胃蕴热，灼伤鼻络所致。

（四）望口与唇

1. 色泽　正常人唇色红润，是胃气充足，气血调匀的表现。唇色淡白，多属血虚或失血；唇色深红，多属热盛；口唇樱桃红色，多属煤气中毒；口唇青紫，多属血瘀证；口唇青黑，多属寒盛、痛极。

2. 形态　口唇干裂，津液已伤，属燥热伤津或阴虚液亏；口唇糜烂，属脾胃积热上蒸，热邪灼伤唇部；口角流涎，小儿多属脾虚湿盛，成人多为中风口歪不收；人中沟变平，口唇翻卷不能覆齿，脾气将绝，属病危；小儿口腔、舌上满布白斑如雪片，称为“鹅口疮”，因湿热秽浊之气上蒸于口。

3. 动态

口张：口开而不闭，属虚证。

口噤：口闭而难开，牙关紧急，属实证。

口撮：上下口唇紧聚，为邪正交争。

口僻：口角向一侧歪斜，为风痰阻络所致。

口振：口唇振摇，为阳衰寒盛或邪正剧争所致。

口动：口频繁开合，不能自禁，为胃气虚弱之象。

（五）望齿与龈

1. 望齿　正常人牙齿洁白润泽而坚固，是肾气充足、津液未伤的表现。

形色异常：牙齿干燥，为胃阴已伤；牙齿光燥如石，为阳明热甚，津液大伤；牙齿燥如枯骨，多为肾阴枯竭、精不上荣；牙齿稀疏松动，齿根外露，多为肾虚，或虚火上炎；牙齿枯黄脱落，见于久病者多为骨绝，属病重；齿焦有垢，为胃肾热盛，但气液未竭；齿焦无垢，为胃肾热甚，气液已竭。

动态异常：牙关紧急，多属风痰阻络或热极动风；咬牙龂齿，多为热盛动风；睡中龂齿，多因胃热或虫积。

2. 望龈　正常人齿龈淡红而润泽，是胃气充足，气血调匀的表现。

齿龈淡白，多属血虚或失血；齿龈红肿疼痛，多为胃火亢盛；齿龈色淡，龈肉萎缩，多属肾虚或胃阴不足；齿衄，为胃火上炎，灼伤龈络；齿龈不红不痛微肿者，属脾虚血失统摄，或肾阴虚火上炎；齿龈溃烂，流腐臭血水，甚则唇腐齿落，称为“牙疳”，因外感疫疠之邪，余毒未清，积毒上攻。

（六）望咽喉

咽喉部的正常状态是：色淡红润泽，不痛不肿，呼吸通畅，发音正常，食物下咽顺利无阻。异常表现：

1. 红肿　咽部深红、肿痛明显者，属实热证；咽部色红娇嫩、肿痛不显者，属阴虚证。

2. 成脓　肿势高突，色深红，周围红晕紧束，发热不退者，为脓已成；色浅淡，肿势散漫，无明显界限，疼痛不甚者，为未成脓。

3. 溃烂　分散表浅者，为肺胃之热轻浅或虚火上炎；溃烂成片或洼陷者，为肺胃热毒壅盛；咽部溃腐日久，周围淡红或苍白者，多属实证。

4. 伪膜　咽部溃烂处表面覆盖一层黄白或灰白色膜称为伪膜。伪膜松厚，容易拭去者，病情较轻；伪膜坚韧，不能拭去，重剥出血，很快复生者，病情较重。

5. 部位形态　咽部一侧或两侧喉核红肿疼痛，溃烂有黄白色脓点，脓汁拭之易去者，为乳蛾，属肺胃热盛、火毒熏蒸所致；咽部有灰白色假膜，拭之不去，重擦出血，很快复生者，为白喉，是外感疫邪所致。

三、望躯体

（一）望颈项

1. 外形

颈前结喉处有肿块突起，或大或小，或单侧或双侧，可随吞咽而上下移动者，称为“瘿瘤”。多因肝郁气结痰凝所致，或与地方水土有关。

颈侧颌下有肿块如豆，累累如串珠者，称为“瘰疬”。多由肺肾阴虚，虚火内灼，炼液为痰，结于颈部，或外感风火时毒，挟痰结于颈部所致。

2. 动态

项强：即项部拘紧或强硬。项部拘急牵引不舒，兼恶寒发热等症，是风寒侵袭太阳经脉、经气不利所致；项部强硬，不能前俯，兼壮热神昏抽搐者，则属温病火邪上攻，或脑髓有病。

项软：即颈项软弱，抬头无力。为先天不足，肾精亏损，发育不良，可见于佝偻病。久病重病颈项软弱，头垂不抬，眼窝深陷，为脏腑精气衰竭之象，属病危。

颈脉搏动、怒张：安静状态时人迎脉搏动明显，见于肝阳上亢和血虚重证。坐位时颈脉明显怒张，多见于心血瘀阻、肺气壅滞和心肾阳衰、水气凌心的病人。

（二）望胸胁

1. 外形　正常人的胸廓呈扁圆柱形，两侧对称，左右径大于前后径。

扁平胸：前后径小于左右径的一半，属形瘦阴虚体质，多见于肺肾阴虚或气阴两虚的病人。

桶状胸：前后径与左右径约相等，多为久病咳喘，耗伤肺肾。

鸡胸：胸廓前后径长而左右径短，肋骨侧壁凹陷，形似鸡胸，因先天不足或后天失养，肾气不充，骨骼发育异常所致。

两侧胸廓不对称：多见于肺痿、悬饮后遗症和肺部手术后等病人。

肋如串珠：肋骨与软骨连接处变厚增大，状如串珠。见于肾气不足，发育不良的佝偻病患儿。

乳房肿溃：妇女哺乳期乳房红肿热痛，乳汁不畅，甚则破溃流脓，身发寒热者，为乳痈。多因肝气不舒，胃热壅滞，或外感邪毒所致。

2. 呼吸　正常人呼吸均匀，节律整齐，每分钟16～18次。妇女以胸式呼吸为主，男子和儿童以腹式呼吸为主。常见的呼吸异常有：

胸式呼吸增强，腹式呼吸减弱：为腹部有病。可见于膨胀、积聚等病人，亦可见于妊娠妇女。

胸式呼吸减弱，腹式呼吸增强：为胸部有病。可见于肺痨、悬饮、胸部外伤等病人。

两侧胸部呼吸不对称：为呼吸运动减弱，侧胸部有病。可见于悬饮、肺肿瘤等病人。

吸气时间延长：可见吸气时胸骨上窝、锁骨上窝及肋间凹陷。可见于急喉风、白喉重证等病人。

呼气时间延长：常伴张口目突、端坐呼吸。可见于哮病、肺胀等病人。

呼吸急促，胸廓起伏显著：多属实热证。为邪热、痰浊犯肺，肺失清肃，肺气不宣所致。

呼吸微弱，胸廓起伏不显：多属虚寒证。为肺气亏虚，气虚体弱所致。

呼吸节律不整：表现为呼吸由浅渐深，再由深渐浅，以至暂停，往返重复，或呼吸与暂停相交替。皆为肝气虚衰之象，属病重。

（三）望腹部

正常人腹部平坦对称，直立时腹部可稍隆起，约与胸平齐，仰卧时则稍凹陷。其异常表现主要有：

1. 腹部膨隆　若单腹膨胀，四肢消瘦者，多属膨胀病，为肝气郁滞,湿阻血瘀所致;若腹部胀大,周身俱肿者,多属水肿病,为肺脾肾三脏功能失调、水湿泛溢肌肤所致;腹局部膨隆,则多见于积聚病人。

2. 腹部凹陷　若腹部凹陷,形体消瘦,多属脾胃虚弱,气血不足,可见于久病脾胃气虚、机体失养,或新病吐泻太过、津液大伤的病人;若腹皮甲错,深凹着脊,可见于长期卧床不起、肉消着骨的病人,为精气耗竭,属病危。

3. 腹壁青筋暴露　因肝郁气滞、脾虚温阻日久,导致血行不畅,脉络瘀阻所致。可见于膨胀病的重证。

4. 脐部异常　婴幼儿脐部红肿糜烂,或流脓水,称为“脐疮”,多因脐部不洁,湿热蕴结而发。

5. 腹壁突起　多发于脐孔、腹正中线、腹股沟等处,每于直立或用力后发生者，多属疝气。

（四）望腰背部

正常人腰背部两侧对称，俯仰转侧自如，直立时脊柱居中，颈、腰段稍向前弯曲，胸、骶段稍向后变曲，但无左右侧弯。其异常改变主要有：

1. 脊柱过度后弯　称为“驼背”或“龟背”。多由肾气亏虚、发育异常，或脊椎疾患所致；若久病病人后背弯曲，两肩下垂，称为“背曲肩随”，为脏腑精气虚衰之象。

2. 脊柱侧弯　多由小儿发育期坐姿不良所致，亦可见于先天不足、肾精亏损、发育不良的患儿和一侧胸部有病的病人。

3. 脊疳　为脏腑精气亏损之象，见于慢性重病患者。

4. 角弓反张　为肝风内动、筋脉拘急之象，可见于肝风内动、破伤风等病人。

5. 腰部拘急　多因寒湿内侵，腰部脉络拘急，或跌仆闪挫、局部气滞血瘀所致。

四、望四肢

（一）形态异常

1. 肌肉萎缩　多因气血亏虚或经络闭阻，肢体失养所致。

2. 四肢肿胀　多见于水肿病。

3. 膝部肿大　膝部红肿热痛，屈伸不利，见于热痹，为风湿郁久化热所致；若膝部肿大而股胫消瘦，形如鹤膝，称为“鹤膝风”，多因寒湿久留、气血亏虚所致。

4. 下肢畸形　直立时两踝并拢而两膝分离，称为“膝内翻”；两膝并拢而两踝分离，称为“膝外翻”。踝关节呈固定型内收位，称“足内翻”；呈固定外展位，称“足外翻”。皆属先天不足或后天失养，肾气不充，发育不良。

5. 青筋暴露　多因寒湿内侵、络脉血瘀所致。

6. 手指变形　指关节呈梭状畸形，活动受限者，多由风湿久蕴，筋脉拘挛所致；指（趾）末节膨大如杵者，称为“杵状指”，多由久病心肺气虚，血瘀湿阻而成。

（二）动态异常

1. 肢体痿废　多因精津亏虚或湿热浸淫，筋脉失养所致。“半身不遂”，多因风痰阻闭经络所致；双下肢痿废不用者，多由腰脊外伤或瘀血阻络所致。

2. 四肢抽搐　多因肝风内动，筋脉拘急所致。

3. 手足拘急　多因寒邪凝滞或气血亏虚，筋脉失养所致。

4. 手足颤动　多由血虚筋脉失养或饮酒过度所致，亦可为动风之兆。

5. 手足蠕动　多为脾胃气虚、筋脉失养，或阴虚动风所致。

6. 循衣摸床、撮空理线　为病重失神之象。

五、望二阴

（一）望前阴

1. 外阴肿胀　称为“阴肿”。阴肿而不痒不痛者，可见于水肿病。阴囊肿大，因小肠坠入阴囊或睾丸肿胀引起者，多由肝气郁结、久立劳累或寒湿侵袭所致。

2. 外阴收缩　称为“阴缩”。多因外感寒邪，侵袭肝经，凝滞气血，肝脉拘急收引所致。

3. 外阴生疮　称为“阴疮”。多因肝经湿热下注，或梅毒感染所致。若硬结溃后呈菜花样，有腐臭气，则多为癌肿，病属难治。

4. 阴囊湿痒　称为“肾囊风”。多由湿热蕴结而发。若日久阴囊皮肤粗糙变厚，则多为阴虚血燥之证。

5. 阴户有物突出　为“阴挺”。由脾虚中气下陷，或产后劳伤，使胞宫下坠阴户之外所致。

（二）望后阴

1. 肛门红肿　多由湿热下注或外感邪毒而发。

2. 肛门裂伤　多因血热肠燥，大便干结，努力排便时撑伤。

3. 痔疮　多由肠中湿热蕴结或血热肠燥，肛门部血脉郁滞所致。

4. 瘘管　肛门部生痈肿或痔疮溃后久不敛口，外流脓水，可形成瘘管，称为“肛瘘”。

5. 脱肛　多由脾虚中气下陷所致。

六、望皮肤

（一）色泽形态

1. 色泽

皮肤发赤：皮肤发赤，色如涂丹，边缘清楚，热如火灼者，为丹毒。发于头面者名抱头火丹；发于小腿者名流火；发于全身、游走不定者名赤游丹。发于上部者多由风热化火所致；发于下部者多因湿热化火而成，亦有因外伤染毒而引起者。

皮肤发黄：面目、皮肤、爪甲俱黄者，为黄疸。其黄色鲜明如橘皮色者为阳黄，为湿热蕴、胆汁外溢肌肤而发；黄色晦暗如烟熏色者属阴黄，为寒湿阻遏、胆汁外溢肌肤所致。

皮肤发黑：皮肤黄黑晦暗，面额色黑者，多由劳损伤肾所致。周身皮肤发黑亦可见于肾阳虚衰的病人。

皮肤白斑：白斑大小不等，界限清楚，病程缓慢者，为白驳风。多因风湿侵袭、气血失和，血不荣肤所致。

2. 形态

润燥：皮肤润泽，为津液未伤，营血充足；皮肤干枯无华，多为津液已伤，或营血亏虚，肌肤失养；皮肤干枯粗糙，状若鱼鳞，称为“肌肤甲错”，常兼见面色黧黑，属血瘀日久，肌肤失养所致。

肿胀：周身肌肤肿胀，按有压痕，为水肿病，其中头面先肿，继及全身，半身以上肿甚者，多属阳水；足跗下肢先肿，继及全身，半身以下肿甚者，多属阴水。

（二）皮肤病症

1. 斑疹　凡色深红或青紫，多点大成片，平铺于皮肤，抚之不碍手，压之不褪色者为斑；色多红紫，形似锦纹、云片，兼有身热烦躁脉数等实热证表现者为阳斑，多由外感温热邪毒，内迫营血而发；色多青紫，隐隐稀少，兼有面白肢凉脉虚等虚寒证表现者为阴斑，多由脾虚血失统摄或阳衰寒凝气血所致。

凡色红、点小如粟或如花瓣，高出皮肤，抚之碍手，压之褪色者为疹。

2. 水疱　皮肤出现白色小疱疹，晶莹如粟，高出皮肤，擦破流水，多发于颈胸部，四肢偶见，面部不发，兼有身热不扬等湿热证表现者为“白痦”。因外感湿热之邪，郁于肌表，汗出不彻而发，属湿温病。

小儿皮肤出现粉红色斑丘疹，很快变成椭圆形小水疱，顶满无脐，晶莹明亮，浆液稀薄，皮薄易破，分批出现，大小不等，兼有轻度恶寒发热表现者，为“水痘”。因外感湿热之邪所致，属儿科常见传染病。

口角唇边鼻旁出现成簇粟米大小水疱，灼热疼痛者，为“热气疮”。多因外感风热或肺胃蕴热而发。

周身皮肤出现红斑,迅速形成丘疹、水疱,破后渗液,出现红色湿润之糜烂面者,为“湿疹”。多因湿热蕴结,复感风邪,郁于肌肤而发。

3. 疮疡　患部红肿高大、根盘紧束，焮热疼痛者为“痈”，属阳证。多为湿热火毒蕴结，气血瘀滞而发。其特点是未脓易消，已脓易溃，脓液黏稠，疮口易敛。

患部漫肿无头，皮色不变或晦暗，局部麻木，不热少痛者为“疽”（无头疽），属阴证。多为气血亏虚，阴寒凝滞而发。其特点是未脓难消，已脓难溃，脓汁稀薄，疮口难敛。

患部形小如粟，顶白根硬而深，麻木痒痛者为“疔”，多发于颜面手足。因外感风邪火毒，毒邪蕴结而发。

患部形小而圆，红肿热痛不甚，出脓即愈，症状轻微者为“疖”。因外感热毒或湿热蕴结而发。

第三节　望排出物

一、望痰涎

（一）痰

痰白清稀者，多属寒痰。因寒邪伤阳，津凝不化，聚而为痰，或脾阳不足，湿聚为痰，上犯于肺所致。

痰黄稠有块者，多属热痰。因邪热犯肺，煎津为痰，肺失清肃所致。

痰少而黏，难于咯出者，多属燥痰。因燥邪犯肺，耗伤肺津，或肺阴虚津亏，清肃失职所致。

痰白滑，量多，易于咯出者，属湿痰。因脾失健运，水湿内停，湿聚为痰，上犯于肺所致。

痰中带血，色鲜红者，称为“咯血”。多见于肺阴亏虚和肝火犯肺等病人，因火热灼伤肺络所致。

咯吐脓血痰，气腥臭者，为肺痈。因热毒蕴肺，肉腐成脓所致。

（二）涎

口流清涎量多者，多属脾胃虚寒。因脾胃阳虚，气不化津所致。

口中时吐黏涎者，多属脾胃湿热。因湿热困阻中焦，脾失运化，湿浊上泛所致。

小儿口角流涎，涎渍颐下，称为“滞颐”。因脾虚不能摄津所致，亦可见于胃热虫积。

睡中流涎者，多为胃中有热或宿食内停。

二、望呕吐物

呕吐物清稀无酸臭味，多为寒呕。因胃阳不足，腐熟无力，或寒邪犯胃，损伤胃阳，导致水饮内停，胃失和降所致。

呕吐物秽浊有酸臭味，多属热呕。因邪热犯胃，胃失和降则呕吐，邪热蒸腐胃中饮食则吐物酸臭。

呕吐不消化食物味酸腐，多属伤食。因暴饮暴食，损伤脾胃，而致呕吐。

呕吐黄绿苦水，多属肝胆郁热或湿热。因肝郁犯胃则呕吐，热迫胆汁上溢则吐黄绿苦水。

呕吐清水痰涎，胃脘有振水声者，为痰饮。因水饮内停于胃，胃失和降所致。

吐血鲜红或紫暗有块，挟有食物残渣者，属胃有积热，或肝火犯胃，或胃腑血瘀。

三、望大便

大便清稀水样：多属寒湿泄泻。为外感寒湿，或饮食生冷，脾失健运，清浊不分所致。

大便黄褐如糜而臭：多属湿热泄泻。为湿热或暑湿伤及胃肠，大肠传导失常所致。

大便清稀，完谷不化，或如鸭溏：多属脾虚泄泻或肾虚泄泻。因脾胃虚弱，运化失职，或火不温土，清浊不分所致。

大便如黏冻，挟有脓血：多属痢疾。因湿热蕴结大肠，大肠传导失职所致。其中血多脓少者偏于热，病在血分；脓多血少者偏于湿，病在气分。

大便色灰白，溏结不调：多见于黄疸。因肝胆疏泄失常，胆汁外溢，不能下注于肠以助消化所致。

大便燥结，干如羊屎，排出困难：属肠道津亏。多因热盛伤津，或胃火偏亢，大肠液亏，传化不行所致。亦可见于噎膈病人。

大便带血，或便血相混，或排出全为血液：称为“便血”。其中血色鲜红，附在大便表面或于排便前后滴出者，为近血，可见于风热灼伤肠络所致的肠风下血，或痔疮、肛裂出血等；血色暗红或紫黑，与大便均匀混合者，为远血，可因内伤劳倦、肝胃瘀滞等所致。

四、望小便

小便清长：多属虚寒证。因寒则汗液不泄，无热则津液不伤，水津下趋膀胱，故小便清长量多。

小便短黄：多属实热证。因热盛伤津所致，亦可见于汗、吐、下、利伤津的病人。

尿中带血：见于尿血、血淋等病人。多因热伤血络，或脾肾不固，或湿热蕴结膀胱所致。

尿有砂石：见于石淋病人。多因湿热内蕴，煎熬尿中杂质结为砂石所致。

小便浑浊如米泔水或滑腻如脂膏：见于尿浊、膏淋等病人。多因脾肾亏虚，清浊不分，或湿热下注，气化不利，不能制约脂液下流所致。

第四节　望小儿指纹

望小儿指纹是观察小儿食指掌侧前缘浅表络脉的形色变化来诊察病情的方法，适用于3岁以下的小儿。

一、望指纹的方法

将小儿食指按指节分为三关：食指第一节为风关，第二节为气关，第三节为命关。诊察时让家属抱小儿向光，医生用左手拇指和食指握住小儿食指末端，再以右手拇指在小儿食指掌侧前缘从指尖向指根部推擦几次，用力要适中，指纹即可显见，然后在三关的部位上观察指纹的形色变化，诊察内在的病变。

二、望指纹的临床意义

小儿正常指纹的表现是：浅红微黄，隐现于风关之内，即不明显浮露，也不超出风关。其形态多为斜形、单支，粗细适中。

（一）浮沉

指纹浮显：为病邪在表，见于外感表证。因外邪袭表，正气抗邪，鼓舞气血趋向于表，故指纹浮显。

指纹沉隐：为病邪在里，见于内伤里证。因邪气内困，阻滞气血难于外达，故指纹沉隐。

（二）颜色

指纹鲜红：属外感表证。因邪正相争，气血趋向于表，指纹浮显，故见鲜红。

指纹紫红：属里热证。因里热亢盛，脉络扩张，气血壅滞，故见紫红。

指纹青色：主疼痛、惊风。因痛则不通，脉络气滞血郁，或肝风内动，筋脉拘急，脉络郁阻，故见青色。

指纹紫黑：为血络郁闷，病属重危。因实邪亢盛，心肺气衰，脉络瘀阻，故见紫黑。

指纹淡白：属脾虚、疳积。因脾胃气虚，气血生化不足，不能充于脉络，故指纹色淡。

（三）长短

指纹显于风关：是邪气入络，邪浅病轻，可见于外感初起。

指纹达于气关，其色较深：是邪气入经，邪深病重。

指纹达于命关，其色更深：是邪入脏腑，病情严重。

指纹透关射甲（即直达指端），其色紫黑：是病属凶险，预后不良。

（四）形状

指纹增粗，分支显见者，多属实证、热证。是因邪正相争，气血壅滞所致。

指纹变细，分支不显者，多属虚证、寒证。是因气血不足，脉络不充所致。

总之，望小儿病理指纹的要点可概括为：浮沉分表里，纹色辨病性，淡滞定虚实，三关测轻重。

第二章　舌诊

脏腑病变反映于舌面，舌尖多反映上焦心肺病变；舌中部多反映中焦脾胃病变；舌根部多反映下焦肾的病变；舌两侧多反映肝胆的病变。

第一节　望舌体

一、舌色

（一）淡红舌

特征　色淡红润泽、白中透红。

意义　为气血调和的征象，常见于正常人。或外感病初起，病情轻浅。

（二）淡、白舌

特征　舌色比正常舌色浅淡，白色偏多红色偏少，称为淡舌；舌色白，全无血色，则称为枯白舌。

意义　主气血两虚、阳虚。

（三）红、绛舌

特征　舌色较正常舌色红，呈鲜红色者，称为红舌；较红舌更深的或略带暗红色者，谓之绛舌。

意义　主热证。

（四）青、紫舌

特征　全舌呈均匀青色或紫色，或在舌色中泛现青紫色，均称为青紫舌。

意义　主气血运行不畅。

二、舌体的形质

(一) 荣、枯

特征　舌质滋润，红活鲜明为荣舌；舌质干枯，色泽晦暗，缺少血色为枯舌。

意义　衡量机体正气盛衰的标志之一。

(二) 老、嫩

特征　舌体坚敛苍老，纹理粗糙或皱缩，舌色较暗者为老舌；舌体浮胖娇嫩，纹理细腻，舌色浅淡者为嫩舌。

意义　舌质坚敛苍老，多见于实证；舌质浮胖娇嫩，多见于虚证。

(三) 胖、瘦

特征　舌体比正常人的大而厚，伸舌满口，称为胖大舌；

舌体比正常舌瘦小而薄，称为瘦薄舌。

意义　胖大舌，是体内水湿停滞的表现；瘦薄舌是舌失濡养的表现。

（四）点、刺

特征　点，是蕈状乳头体积增大，数目增多，乳头内充血水肿，大者称星，小者称点。刺，是指蕈状乳头增大、高突，并形成尖锋，形如芒刺，抚之棘手，称为芒刺舌。

意义　脏腑阳热亢盛，或为血分热盛。

（五）裂纹

特征　舌面上出现各种形状的裂纹、裂沟，深浅不一，多少不等，统称为裂纹舌。

意义　精血亏虚，或阴津耗损，舌体失养，舌面乳头萎缩或组织皲裂所致。

三、舌的动态

（一）痿软

特征　舌体软弱无力，不能随意伸缩回旋。

意义　多为伤阴或气血俱虚。

（二）强硬

特征　舌体失其柔和，卷伸不利，或板硬强直，不能转动。

意义　热入心包，或为高热伤津，或为风痰阻络。

（三）歪斜

特征　伸舌时舌体偏向一侧，称为歪斜舌。

意义　多由肝风夹痰，或痰瘀阻滞经络而致。

（四）颤动

特征　舌体不自主地颤动，动摇不宁者，称为舌颤动。

意义　动风，气血两虚。

（五）吐弄

特征　舌伸于口外，不即回缩者，称为吐舌；伸舌即回缩如蛇舐，或反复舐口唇四周，掉动不宁者，均称弄舌。

意义　心脾有热，心气已绝，热甚动风，先天愚型患儿。

（六）短缩

特征　舌体卷缩、紧缩，不能伸长，严重者舌不抵齿。

意义　寒凝筋脉，或气血虚衰，热病伤津。

第二节　望舌苔

一、苔质

（一）薄、厚苔

特征　透过舌苔能隐隐见到舌体的苔称为薄苔，又称见底苔；不能透过舌苔见到舌体之苔则称厚苔，又称不见底苔。

意义　薄苔提示胃有生发之气；厚苔是由胃气挟湿浊邪气熏蒸所致，主邪盛入里，或内有痰湿、食积。

（二）润、燥苔

特征　舌苔干湿适中，不滑不燥，称为润苔。舌苔干燥，扪之无津，甚则舌苔干裂，称为燥苔。

意义　润苔提示体内津液未伤；燥苔提示体内津液已伤。

（三）腻、腐苔

特征　苔质颗粒细腻致密，融合成片，中间厚边周薄，紧贴于舌面，揩之不去，刮之不易脱落者，称为腻苔。

苔质颗粒较粗大而根底松浮，如豆腐渣堆铺舌面，边中皆厚，揩之可去，或成片脱落，舌底光滑者，称之腐苔。

意义　腻苔主湿浊、痰饮、食积；腐苔多见于胃气衰败，湿邪上泛之证。

（四）剥苔、类剥苔

特征　舌苔全部或部分剥落，剥落处舌面光滑无苔者，称为剥苔。舌苔剥落处，舌面不光滑，仍有新生苔质颗粒或乳头可见者，称类剥苔。舌苔大片剥落，边缘突起，界限清楚，剥落部位时时转移，称为地图舌。

意义　胃气匮乏，胃阴枯涸或气血两虚。

二、苔色

(一) 白苔

特征　舌上薄薄分布一层白色舌苔，透过舌苔可以看到舌体者为薄白苔。

意义　主表证、寒证。

(二) 黄苔

特征　黄苔多分布于舌中，亦可满布于全舌。

意义　主热证、里证。

(三) 灰黑苔

特征　多由白苔或黄苔转化而成。

意义　主里热或里寒的重证。

三、舌的神气和胃气

神气在舌象的表现主要在舌色和舌体运动方面。舌色红活鲜明，舌质滋润，舌体活动自如者为有神气；舌色晦暗枯涩，活动不灵便，为无神气。

胃气的盛衰，在舌象上主要表现为舌苔的生长情况。有根苔是有胃气的征象；无根苔提示胃气衰败，是无胃气的征象。

总之舌象有神气、有胃气者，表明正气未衰，病情较轻，或病情虽重，但预后良好；舌象表现无神气、无胃气者，多提示正气已虚，病情较重，或不易恢复，预后较差。

四、舌诊的临床意义

（一）判断邪正盛衰

（二）区别病邪性质

（三）分析病位与病势

（四）估计病情预后

第三章　闻诊

第一节　听声音

一、正常声音

正常语声，发声自然，声调和谐，柔和圆润，语言流畅，应答自如，言与意符，无其他病理声音。是宗气充沛，气机调畅的表现。

二、病变声音

（一）声音

语声高亢洪亮有力，声音连续者，多属阳证、实证、热证，是阳盛气实，机能亢奋的表现；语声低微细弱，懒言，声音断续，或前重后轻，多属阴证、虚证、寒证，多为禀赋不足，气血虚损所致。

1. 声重　多属外感风寒。

2. 音哑、失音　新病音哑或失音者，多属实证，多因外感风寒或风热袭肺，或痰湿壅肺，肺失清肃，邪闭清窍所致，即所谓“金实不鸣”；久病音哑或失音者，多属虚证，常因各种原因导致阴虚火旺，肺肾精气内伤所致，即所谓“金破不鸣”。

3. 鼻鼾　是气道不利所发出的异常呼吸声，多因慢性鼻病，或睡姿不当所致。

4. 呻吟　呻吟声高亢有力，多为实证、剧痛；久病而呻吟低微无力，多为虚证。

5. 惊呼　小儿阵发惊呼，多是惊风。成人发出惊呼，除惊恐外，多属剧痛，或精神失常。

（二）语言

1. 谵语　指神识不清，语无伦次，声高有力的症状。多属热扰心神之实证。

2. 郑声　指神识不清，语言重复，时断时续，语声低弱模糊的症状。是心气大伤，精神散乱之虚证。

3. 独语　指患者自言自语，喃喃不休，见人语止，首尾不续的症状。多因心气不足，神失所养而引起；或由气郁痰结，阻蔽心窍所致。

4. 错语　指语言错乱，语后自知言错的症状。虚证多因心气不足，神失所养；实证多为痰湿、瘀血、气滞阻碍心窍而成。

5. 呓语　指睡梦中说话，吐字不清，意思不明的症状。多因心火、胆热或胃气不和所致。

6. 狂言　指精神错乱，语无伦次，狂躁妄言的症状。多因情志不遂，气郁化火，痰火互结，内扰心神所致。

语言低微，气短不续，欲言不能复言者，称为夺气，是中气大虚之证。

（三）呼吸

1. 喘　即气喘，指呼吸困难，短促急迫的症状。甚则鼻翼煽动，张口抬肩，不能平卧。其发病主要与肺肾有关。喘分实虚两类：实喘发病急骤，呼吸深长，气粗声高息涌，胸中胀满，唯以呼出为快，多为风寒袭肺或痰热壅肺，肺失肃降所致。虚喘病势缓慢，时轻时重，喘声低微，呼吸短促难续，得一长息为快，动则喘甚，是肺肾亏虚，气失摄纳所致。

2. 哮　指呼吸急促似喘，喉间有哮鸣音的症状。多因宿痰内伏，复感外邪所诱发，或因久居寒湿之地，或过食酸咸生冷所诱发。

喘不兼哮，但哮必兼喘，喘以气息急迫、呼吸困难为主，哮以喉间哮鸣声为特征。

3. 短气　指呼吸气急而短促，短气不足以息，数而不相接续。

4. 少气　指呼吸微弱虚怯声低，气少不足以息，言语无力的症状。

少气与短气不同，少气呼吸比较自然，是静而无声，以气少不足以息，声低不足以听为主要临床表现；短气呼吸粗而勉强，气若有所窒，临床以呼吸急而短促，不相接续为特点。少气纯属虚证，短气则有虚有实。

（四）咳嗽

是肺失肃降，肺气上逆的一种症状。有声无痰谓之咳，有痰无声谓之嗽，有痰有声谓之咳嗽。

（五）呕吐

是指饮食物、痰涎从胃中上涌，由口中吐出的症状。有物有声为呕吐；有物无声为吐；有声无物为干呕。呕、吐、干呕皆为胃气失于和降所致。

（六）呃逆

称为哕。是胃气上逆，从咽喉部发出的一种不由自主的冲击声，声短而频，呃呃作响，后世称呃逆，俗称打呃。

（七）嗳气

是胃中气体上出咽喉所发出的声响，其声长而缓，古代称为噫气。亦属胃气失和而上逆的一种表现。

（八）太息

太息又名叹息，是指情志抑郁，胸闷不畅时发出的长吁或短叹声。属肝气郁结之象。

（九）喷嚏

是指肺气上冲于鼻而发出的声响。多因外感风寒，刺激鼻道，属表寒证。

（十）呵欠

是张口深舒气，微有声响的一种表现。为阴盛阳衰，体虚。

（十一）肠鸣

是腹中胃肠蠕动漉漉作响的症状。

第二节 嗅气味

嗅气味可以了解疾病情况，一般气味酸腐臭秽者，多属实热；微有腥臭者，多属虚寒。

一、口气

指从口中散发出的异常气味。口臭，多与口腔不洁、龋齿或消化不良有关；口出酸臭气，多属胃肠积滞；口出臭秽气者，多属胃热；口气腐臭，多是内有溃腐脓疡；若臭秽难闻，牙龈腐烂者为牙疳。

二、汗气

汗出发腥膻，是风湿热邪久蕴皮肤，津液受到熏蒸所致；汗出臭秽，可见于瘟疫或暑热火毒炽盛之证。

三、痰、涕之气

若病者咳吐浊痰脓血，腥臭异常的，多是肺痈，为热毒炽盛所致；咳痰黄稠味腥者，是肺热壅盛所致；咳吐痰涎清稀味咸，无特异气味者，属寒证。

鼻流浊涕腥秽如鱼脑者，为鼻渊；鼻流清涕无气味者，为外感风寒。

四、二便之气

大便酸臭难闻者，多属肠有郁热；大便溏泻而腥者，多属脾胃虚寒；大便泄泻臭如败卵，甚则夹有未尽消化食物，矢气酸臭者，是宿食停滞，消化不良之故；小便黄赤混浊，有臊臭味者，多属膀胱湿热；尿甜并散发苹果样气味者为消渴病。

五、经、带、恶露之气

月经臭秽者，多属热证；月经气腥者，多属寒证。

带下黄稠而臭秽者，多属湿热；带下白稀而腥臭者，多属寒湿；崩漏或带下奇臭，并见异常颜色，常见于癌病，多属危重病证。

产生恶露臭秽者，多属湿热下注。

六、呕吐物之气

呕吐物清稀无臭味者，多属胃寒；气味酸臭秽浊者，多属胃热；呕吐未消化食物，气味酸腐者为食积；呕吐物无酸腐味者，多属气滞；呕吐脓血而腥臭者为内有溃疡。

第四章 问诊

第一节 问诊的内容

问诊的内容主要包括一般情况、主诉、现病史、既往史、个人生活史、家族史等。

一般情况包括姓名、性别、年龄、婚否、民族、职业、籍贯、工作单位、现住址等。

主诉是病人就诊时最感痛苦的症状、体征及持续时间。

现病史是围绕发病情况、病变过程、诊治经过三方面进行询问的。

既往史是从既往健康状况、患病情况来询问的。

个人生活史包括生活经历、精神情志、饮食起居、婚姻生育。

第二节 问现在症

《十问歌》，一问寒热二问汗，三问头身四问便，五问饮食六胸腹，七聋八渴俱当辨，九问旧病十问因，再兼服药参机变，妇女尤必问经期，迟速闭崩皆可见，再添片语告儿科，天花麻疹全占验。

一、问寒热

（一）恶寒发热

1. 恶寒重发热轻　是外感风寒的特征。由于寒为阴邪，寒邪袭表伤阳，故恶寒明显；又因寒性凝滞，致使卫阳郁闭失宣，故同时出现轻微发热。

2. 发热重恶寒轻　是外感风热的特征。由于风热为阳邪，阳邪致病则阳盛，阳盛则热，所以发热较重；又因风热袭表，使腠理开泄，所以同时有轻微恶寒。

3. 发热轻而恶风　外感风邪所致，属伤风表证。由于风性开泄，腠理疏松，阳气郁遏不甚，所以发热恶风皆轻。

（二）但寒不热

1. 新病恶寒　多因感受寒邪较重，阳气郁遏、皮毛失其温煦所致。属里实寒证。

2. 久病畏寒　多因阳气虚衰，形体失于温煦所致。属里虚寒证。

（三）但热不寒

1. 壮热　多因风寒入里化热，或风热内传，邪正相搏，阳热内盛，蒸达于外所致。见于外感温热病气分阶段。属里实热证。

2. 潮热

日晡潮热：由胃肠燥热内结所致。

午后及夜间潮热：系湿邪遏制，热难透达，湿郁热蒸之故。夜间潮热，为阴液亏损，阴不制阳，相对阳盛，而生虚热所致。

3. 微热　阴虚潮热多为长期微热；气虚清阳被郁，可导致长期微热，情志不舒，气郁化火，可表现为时有微热。

（四）寒热往来

1. 寒热往来，发无定时　可见于少阳病，主半表半里证。

2. 寒热往来，发有定时　常见于疟疾。

二、问汗

（一）有汗无汗

1. 表证有汗　多属外感风邪所致的中风表虚证，或为外感风热所致的表热证。

2. 表证无汗　多属外感寒邪所致的伤寒表实证。

3. 里热汗出　外邪入里，成为里热证。

4. 里证无汗　见于久病、里证患者。

（二）特殊汗出

1. 自汗　经常日间汗出不止，活动之后更甚者，称为自汗。常见于气虚、阳虚证。

2. 盗汗　入睡之后汗出，醒后则汗止，称为盗汗。多见于阴虚内热证，或气阴两虚证。

3. 绝汗　是指在病情危重的情况下，出现大汗不止，每可导致亡阴或亡阳，故又称脱汗。

4. 战汗　在病势沉重之时，先见全身战栗抖动，而后汗出的，称为战汗。

（三）局部汗出

1. 头汗　上焦热盛，中焦湿热蕴结，元气将脱，虚阳上越，进食辛辣、热汤、饮酒。

2. 半身汗出　身体一半出汗，另一半无汗，无汗的半身是病变的部位。

3. 手足心汗　阴经郁热熏蒸，阳明热盛，中焦湿热郁蒸所引起。

4. 心胸汗　多属心脾两虚，心肾不交。

三、问疼痛

阻滞脏腑、经络，闭塞气机，使气血运行不畅，“不通则痛”，属因实而致痛；若因气血不足，或阴精亏损，使脏腑经络失养，“不荣则痛”，属因虚而致痛。

（一）问疼痛的部位

1. 头痛　头痛连项者，属太阳经；两侧头痛者，属少阳经；前额连眉棱骨痛者，属阳明经；巅顶痛者，属厥阴经等。

2. 胸痛　多为心肺病变。

痛如针刺者，多为血瘀心脉；胸痛而咳吐脓血腥臭痰者，多属于肺痈等。

3. 胁痛　多为肝胆病变，如肝郁气滞、肝胆湿热、肝胆火盛以及悬饮等病证，常有胁痛。

4. 脘痛　一般进食后痛势加剧者，多属实证；进食后疼痛缓解者，多属虚证。

5. 腹痛　因寒凝、热结、气滞、血瘀、食积、虫积等所致者，则属实证；若由气虚、血虚、阳虚等所致者，则属虚证。

6. 背痛　背痛不可俯仰者，多因督脉损伤所致；背痛连及项部，常因风寒之邪客于太阳经输而致；肩背作痛，多为风湿阻滞，经气不利所引起。

7. 腰痛　腰脊或腰骶部疼痛，多属寒湿痹病，或为瘀血阻络，或由肾虚所致；腰痛以两侧为主者，则多属肾虚；腰脊疼痛连及下肢者，多属经络阻滞；腰痛连腹，绕如带状，则为带脉损伤。

8. 四肢痛　因风寒湿邪侵袭，或因湿热蕴结，阻滞气血运行所致。

9. 周身疼痛　新病周身疼痛，多属实证，以感受风寒湿邪居多；若久病卧床不起而周身作痛，则属虚证，乃气血亏虚，失其荣养所致。

（二）问疼痛的性质

1. 胀痛　胸胁脘腹等处胀痛，时发时止，多属气滞之证。但头目胀痛，则多见于肝阳上亢或肝火上炎的病证。

2. 刺痛　是瘀血致痛的特征之一。

3. 走窜痛　多见于风湿痹痛。

4. 固定痛　胸胁脘腹等处固定作痛，多属血瘀；肢体关节疼痛固定不移，多为寒湿痹病。

5. 冷痛　寒邪阻络所致者，则属实证；阳气不足，脏腑、肢体失于温煦而致者，则属虚证。

6. 灼痛　因火邪窜络，或阴虚火旺，组织被灼所致。

7. 绞痛　多因有形实邪阻闭气机，或寒邪凝滞气机所致。

8. 隐痛　由精血亏损，或阳气不足，阴寒内盛，机体失却充养、温煦而致。

9. 重痛　多因湿邪困阻气机或肝阳上亢，气血上壅所致。

10. 掣痛　多因经脉失养或阻滞不通所致。

11. 空痛　由气血精髓亏虚，组织器官失其荣养所致。

四、问头身胸腹不适

（一）头晕

头晕而胀，烦躁易怒，舌红，脉弦数者，多为肝火上炎；头晕胀痛，腰膝酸软，因恼怒而加剧者，多为肝阳上亢；头晕面白，神疲体倦，因劳累而加重者，多为气血亏虚；头晕且重，如物裹缠，多为痰湿内阻；外伤后头晕刺痛者，多属瘀血阻滞。

（二）胸闷

胸闷、心悸、气短者，多属心气不足，心阳不振；胸闷心痛如刺者，多属心血瘀阻；胸闷痰多者，多属痰湿内阻，肺气壅滞。

（三）心悸

由于受惊而致心悸，或心悸易惊，恐惧不安者，称为惊悸。

心跳剧烈，上至心胸，下至脐腹者，谓之怔忡。

营血亏虚，心神失养；阴虚火旺，内扰心神；脾肾阳虚，水气凌心；心脉痹阻，血行不畅等，均可引起心悸。

（四）胁胀

胁胀易怒，多为情志不舒，肝气郁结；胁胀口苦，舌苔黄腻，多属肝胆湿热。

（五）脘痞

脘痞，嗳腐吞酸者，多为饮食伤胃；脘痞，食少，便溏者，多属脾胃虚弱。

（六）腹胀

喜按属虚，多因脾胃虚弱，失于健运所致；拒按属实，多因食积胃肠，或实热内结，阻塞气机而引起。

（七）麻木

气血亏虚，或肝风内动，或湿痰瘀血阻络所致。

五、问耳目

（一）问耳

1. 耳鸣　按之鸣声不减者，多属实证，因肝胆火盛，上扰清窍所致；按之鸣声减轻或暂止者，多属虚证，因肝肾阴虚，肝阳上扰所致，或由肾虚精亏，髓海不充，耳失所养而成。

2. 耳聋　耳暴聋者，多属实证，由肝胆火逆，上壅于耳，清窍失灵而成；耳渐聋者，属于虚证，因精气虚衰，不能上充清窍所致。

3. 重听　日久渐致重听，以虚证居多，因肾之精气虚衰，耳窍失荣所致；耳骤发重听，以实证居多，因痰浊上蒙，或风邪上袭耳窍。

（二）问目

1. 目痒　一般目痒甚者，多属实证，是肝经风火上扰所致；两目微痒而热缓者，多属血虚，目失濡养所致。

2. 目痛　痛剧者，多属实证，是肝火上炎所致；痛微者，多属虚证，是阴虚火旺所引起。

3. 目眩　风火上扰清窍，或痰湿上蒙清窍所引起的目眩属实；中气下陷，肝肾不足，精亏血虚所致的目眩属虚。

4. 目昏、雀盲、歧视　多由肝肾亏虚，精血不足，目失充养所致。

六、问睡眠

1. 失眠　多因营血亏虚，邪气干扰所致。

2. 嗜睡　见于痰湿内盛，阳虚阴盛的病证。

七、问饮食口味

（一）口渴与饮水

1. 口不渴饮　多见于寒证、湿证。

2. 口渴欲饮　多见于燥证、热证。

（二）食欲与食量

1. 食欲减退　属脾胃虚弱，湿盛困脾，或饮食停滞，脾胃运化不及。

2. 厌食　属脾胃湿热，肝胆湿热。

3. 消谷善饥　乃胃火炽盛，腐熟太过所致。

4. 饥不欲食　因胃阴不足，虚火内扰所致。

5. 偏嗜食物　一般不会引起疾病。偏嗜肥甘，易生痰湿；偏食生冷，易伤脾胃；过食辛辣，易生燥热。

（三）口味

1. 口淡　属脾胃气虚，或见于寒证。

2. 口苦　见于肝胆火旺、胆气上逆的病变。

3. 口甜　属外感湿热，蕴结于脾胃，脾虚。

4. 口酸　属肝胃不和。

5. 口涩　属燥热伤津。

6. 口咸　与肾虚及寒水上泛有关。

7. 口黏腻　湿浊停滞、痰饮食积，属肝胆湿热。

八、问二便

（一）大便

1. 便次异常

便秘：因热结肠道，阴血不足，肠道燥化太过，肠失濡润，传导失常所致。

泄泻：新病泄急者，多属实证；久病泄缓者，多属虚证。

2. 便质异常

完谷不化：因脾胃虚寒或肾虚命门火衰所致。

溏结不调：因肝郁脾虚，肝脾不调所致。

脓血便：因湿热积滞交阻于肠，脉络受损，气血瘀滞所致。

3. 排便感异常

肛门灼热：因大肠湿热下注，或大肠郁热下迫直肠所致。

里急后重：因湿热内阻，肠道气滞所致。

排便不爽：湿热蕴结，肠道气机传导不畅；肝气犯脾，肠道气滞；伤食泄泻。

滑泻失禁：脾肾虚衰、肛门失约所致。

肛门气坠：脾虚中气下陷。

（二）小便

1. 尿量异常

尿量增多：属虚寒证。

尿量减少：属热盛津伤，汗下伤津，肺、脾、肾功能失常。

2. 尿次异常

小便频数：因肾阳不足，肾气不固，膀胱失约所致。

癃闭：因肾阳不足，阳不化水，或由气化无力，开合失司所致者，多属虚证；因湿热下注，或有瘀血、结石阻塞而成者，多属实证。

3. 排尿感异常

小便涩痛：因湿热下注所致。

余沥不尽：因肾气虚弱，肾关不固，开合失司所致。

小便失禁：肾气不足，下元不固，以及下焦虚寒，膀胱失煦，不能制约水液所致。

遗尿：属肾气不足，膀胱失约。

九、问经带

（一）月经

月经是指有规律的、周期性的子宫出血。一般每月一次，信而有期，故又称月汛、月水或月信。健康女子，一般到十四岁左右月经便开始来潮，称为初潮。到四十九岁左右，月经便停止，称为绝经。

1. 经期异常

月经先期：多因气虚，统摄无权，冲任不固所致；或因阳盛血热、肝郁血热、阴虚火旺，以致热扰冲任，血海不宁而月经先期。

月经后期：属虚者多因营血亏损，或因阳气虚衰，血源不足，使血海不能按时满蓄；属实者或因气滞血瘀，冲任不畅，或因寒凝血瘀，冲任受阻，因而经期错后。

经期错乱：因肝气郁滞，气机不调，或因脾肾虚损，或因瘀血阻滞，使血海蓄溢失常，以致月经错乱。

2. 经量异常　一般为50～100ml。

月经过多：因血热，冲任受损；或因气虚，冲任不固，经血失约；或因瘀阻胞络，络伤血溢等引起月经过多。

崩漏：不在行经期间，阴道内大量出血，或持续下血，淋漓不止者，称为崩漏。由热伤冲任，迫血妄行；或因脾肾气虚，冲任不固，不能约制经血，或因瘀阻冲任，血不归经所致。

月经过少：属虚者，或因营血衰少，血海亏虚，或因肾气亏虚，精血不足，血海不盈所致；属实者多因寒凝、血瘀或痰湿阻滞引起。

闭经：因气虚血亏，血海空虚所致者，属虚证；因气滞血瘀，或寒凝痰阻，胞脉不通而攻者，为实证。

3. 经色、经质异常　经色淡红质稀，为血少不荣；经色深红质稠，乃血热内炽；经色紫暗，夹有血块，兼小腹冷痛，属寒凝血瘀。

4. 痛经　正值经期或行经前后，出现周期性小腹疼痛，或痛引腰骶，甚至剧痛不能忍受，称为痛经，或称经行腹痛。若经前或经期小腹胀痛或刺痛，多属气滞或血瘀；小腹冷痛，遇温则减轻者，多属寒凝或阳虚；经期或经后小腹隐痛，多属气血两虚，胞脉失养所致。

（二）带下

1. 白带　属脾肾阳虚，寒湿下注所致。

2. 黄带　多属湿热下注所致。

3. 赤白带　多属肝经郁热，或因湿热下注而成。

十、问小儿

（一）出生前后情况

（二）预防接种、传染病史

（三）易使少儿致病的原因

第五章　脉诊

第一节　脉象要素

张仲景在《伤寒杂病论》中常用寸口、趺阳、太溪三部诊法。

常用脉诊指法有举、按、寻、循、推等。

构成脉象的八个要素有：

脉位：脉位表浅为浮脉；脉位深沉为沉脉。

至数：一呼一吸为“一息”。一息脉来四五至为平脉，一息六至为数脉，一息三至为迟脉。

脉长：脉动范围超越寸、关、尺三部称为长脉，应指不及三部，但见关部或寸部者均称为短脉。

脉力：脉搏应指有力为实脉，应指无力为虚脉。

脉宽：脉道宽大的为大脉，狭小的为细脉。

流利度：脉来流利圆滑者为滑脉；来势艰难，不流利者为涩脉。

紧张度：脉管绷紧为弦脉；弛缓为缓脉。

均匀度：一是脉动节律是否均匀；二是脉搏力度、大小是否一致。

第二节　正常脉象

一、正常脉象的特点

一息四五至，相当于 70～80 次/分；不浮不沉，不大不小，从容和缓，流利有力；寸、关、尺三部均触及，沉取不绝。这些特征在脉学中称为有胃、有神、有根。

1. 胃　脉有胃气表现在：脉位居中，不浮不沉；脉率调匀，不快不慢；脉力充盈，不强不弱；脉道适中，不大不小；脉势和缓，从容、流利。

2. 神　脉有神的特征主要是两个方面：应指有力柔和；节律整齐。

3. 根　脉之有根主要表现在尺脉有力、沉取不绝两个方面。

二、脉象的生理变异

儿童脉象多小数，青年脉象多平滑，老人脉象多弦硬，妇人脉象较男子濡细而带数，妊娠脉象多滑数。肥胖者脉多沉细，消瘦者脉较浮大。身材高大者脉象较长，娇小者脉象较短。运动、饱餐、酒后脉多滑数有力；饥饿时脉多软弱。

寸口不见脉搏，而由尺部斜向手背，称为斜飞脉。若脉象出现于寸口的背侧，称为反关脉。

三、常见脉象及临床意义

（一）浮脉

特征　轻按即得，重按反减；举之有余，按之不足。

意义　主表证，亦见于虚阳外越证。

相类脉

1. 散脉　浮大无根，应指散漫，按之消失，伴节律不齐或脉力不匀。为元气耗散，脏腑精气欲绝，病情危重的征象。

2. 芤脉　浮大中空，按之如葱管，应指浮大而软，按之上下或两边实而中间空。为失血过多，津液大伤。

（二）沉脉

特征　轻取不应，重按始得；举之不足，按之有余。

意义　主里证。

相类脉

1. 伏脉　重按着骨始可应指，甚至伏而不现，见于邪闭、厥病和痛极的病人。

2. 牢脉　脉形沉而实大弦长，坚着不移。

（三）迟脉

特征　脉来缓慢，一息脉动三四至。

意义　主寒证，亦可见于邪热结聚的里实证。

迟而有力为实寒；迟而无力为虚寒。

相类脉

缓脉　脉来和缓，脉有胃气的一种表现。脉势纵缓，缓怠无力。湿邪困阻。

（四）数脉

特征　脉来急促，一息五六至。

意义　主热证，亦可见于虚证。数而有力为实热；数而无力为虚热。

相类脉

疾脉　一息七至以上，疾而有力，多见于阳亢无制，真阴垂绝之候；疾而虚弱为阳气将绝之征。

（五）洪脉

特征　脉形宽大，来盛去衰，来大去长，应指浮大而有力。

意义　主热甚。

相类脉

大脉　脉体宽大，但无脉来汹涌之势。脉大而数实为邪实；脉大而无力则为正虚。

（六）细脉

特征　脉细如线，应指明显。

意义　主气血两虚，伤寒、痛甚，湿邪。

（七）长脉

特征　脉动应指的范围超过寸、关、尺三部，脉体较长。

意义　主阳证、实证、热证。

（八）短脉

特征　脉动应指范围不足本位，只出现在寸或关部，尺脉常不显。

意义　主气病。短而有力为气郁，无力为气损。

（九）虚脉

特征　举之无力，按之空豁，应指松软，是一切无力脉的总称。

意义　主虚证。

相类脉

1. 弱脉　极软而沉细的脉，主阳气虚衰或气血俱衰。

2. 微脉 极细极软，按之欲绝，若有若无，为阴阳气血虚甚。

（十）实脉

特征 脉来充盛有力，其势来盛去亦盛，应指幅幅，举按皆然。

意义 主实证。

（十一）滑脉

特征 往来流利，如盘走珠，应指圆滑。

意义 主痰饮，食滞，实热诸证。

（十二）涩脉

特征 形细而行迟，往来艰涩不畅，应指如轻刀刮竹。

意义 主伤精，血少，痰食内停，气滞血瘀等证。

（十三）弦脉

特征　端直以长，如按琴弦。

意义　主肝胆病，诸痛症，痰饮等。

相类脉

1. 紧脉　脉形紧急，如牵绳转索，或按之左右弹指。见于风寒搏结的实寒证，痛症和宿食内阻等。

2. 革脉　革脉浮，搏指弦，中空外坚如按鼓皮。见于亡血、失精、半产、漏下等病症。

（十四）濡脉

特征　浮而细软，应指少力，如絮浮水，轻手相得，重按不显。

意义　主诸虚或湿困。

(十五）结脉

特征　缓而时止，止无定数。

意义　主阴盛气结。

(十六）代脉

特征　缓而时止，止有定数。

意义　主脏气衰微。

(十七）促脉

特征　速而时止，止无定数。

意义　主阳盛实热或邪实阻滞之证。

四、真脏脉

真脏脉是在疾病重危期出现的脉象，真脏脉的特点是无胃、无神、无根。为病邪深重，元气衰竭，胃气已败的征象，又称“败脉”、“绝脉”、“死脉”、“怪脉”。

五、诊小儿脉

小儿脉象一般只诊浮沉、迟数、强弱、缓紧。以辨别阴阳、表里、寒热和邪正盛衰，不详求廿八脉。

六、脉诊的意义

辨别病情；阐述病机；指导治疗；推断预后。

第六章　按诊

按诊的手法主要是触、摸、按、叩四法。

触是以手指或手掌轻轻接触病人局部皮肤，以了解肌肤的凉热、润燥等情况，用于分辨病属外感还是内伤，是否汗出，以及阳气阴津之盈亏。

摸是以手指稍用力寻抚局部，来探明局部的感觉情况，有无疼痛以及肿物的形态、大小等，以辨病位及虚实。

按是以重手按压或推寻局部，以了解深部有无压痛或肿块，肿块的形态、质地、大小、活动程度、肿胀程度、性质等，以辨脏腑虚实和邪气的痼结情况。

叩即叩击法，是医生用手叩击病人身体某部，使之震动产生叩击音、波动感或震动感，以此来确定病变的性质和程度的一种检查方法。

一、按胸胁

（一）按胸部

胸部可以了解心肺及虚里的病变情况。

前胸高起，叩之膨膨然，其音清者，多为肺胀，亦见于气胸；若按之胸痛，叩之音实者，常为饮停胸膈或痰热壅肺；胸部外伤则见局部青紫肿胀而拒按。

虚里位于左乳下第四、五肋间，乳头下稍内侧，为心尖搏动处，为诸脉之所宗。按虚里可测知宗气之强弱、疾病之虚实、预后之吉凶。尤以危急病证寸口脉难凭时，诊虚里更具有重要的诊断价值。

正常情况下，虚里搏动不显，仅按之应手，其搏动范围直径2～2.5cm，动而不紧，缓而不怠，动气聚而不散，节律清晰，是心气充盛，宗气积于胸中，为平人无病的征象。

（二）按胁部

按胁肋主要是了解肝胆疾病。

胁痛喜按，胁下按之空虚无力为肝虚。胁下肿块，刺痛拒按为气滞血瘀。右胁下肿块，按之表面凹凸不平，应注意排除肝癌；疟疾后左胁下可触及痞块，按之硬者为疟母。

二、按脘腹

按脘部主要是诊察胃腑病证。脘部痞满，按之较硬而疼痛者属实证，多因实邪聚结胃脘所致；按之濡软而无痛者属虚证，多因胃腑虚弱所致，脘部按之有形而胀痛，推之漉漉有声者，为胃中有水饮。

按腹部主要是诊断肝、脾、小肠、大肠、膀胱、胞宫及其附件组织的病证。

腹满有虚实之别，凡腹部按之手下饱满充实而有弹性、有压痛者，多为实满；若腹部虽然膨满，但按之手下虚软而缺乏弹性，无压痛者，多属虚满。

三、按肌肤

（一）诊寒热

身热初按热甚，久按热反转轻者为热在表；久按其热反甚者为热在里。

（二）诊润燥滑涩

皮肤干燥者，尚未出汗；干瘪者，为津液不足；湿润者，身已出汗；肌肤滑润者，为气血充盛；肌肤枯涩者，为气血不足。

（三）诊疼痛

肌肤濡软，按之痛减者，为虚证；硬痛拒按者，为实证；轻按即痛者，病在表浅；重按方痛者，病在深部。

（四）诊肿胀

用重手按压肌肤肿胀程序，以辨别水肿和气肿。按之凹陷，不能即起者，为水肿；按之凹陷，举手即起者，为气肿。

（五）诊疮疡

肿硬不热者，属寒证；肿处烙手而压痛者，属热证；根盘平塌漫肿者，属虚证；根盘收束而隆起者，属实证。

四、按手足

凡手足俱冷者，是阳虚寒盛，属寒证；手足俱热者，多为阳盛热炽，属热证。热证见手足热者，属顺候；热证反见手足逆冷者，属逆候。

在儿科方面，小儿指尖冷主惊厥；中指独热主外感风寒；中指指尖独冷者，为麻、痘将发之象。

五、按腧穴

腧穴是脏腑经络之气转输之处，是内脏病变反映于体表的反应点。

按腧穴要注意发现穴位上是否有结节或条索状物，有无压痛或其他敏感反应，然后结合望、闻、问诊所得资料综合分析判断内脏疾病。如肺俞穴若摸到结节，或按中府穴有明显压痛者，为肺病的反应；按上巨虚穴有显著压痛者，为肠痈的表现；肝病患者在肝俞或期门穴常有压痛等。

第七章　八纲辨证

八纲，就是表、里、寒、热、虚、实、阴、阳八个辨证的纲领。

第一节　八纲基本证候

一、表里辨证

（一）表证

表证是六淫、疫疠、虫毒等邪气经皮毛、口鼻侵入机体，正气（卫气）抗邪所表现轻浅证候的概括。表证主要见于外感疾病初期阶段。

临床表现　恶寒发热，头身疼痛，脉浮，苔薄白为主要表现，或见鼻塞、流清涕、喷嚏，咽喉痒痛，微咳等症。

（二）里证

里证是泛指病变部位在内，由脏腑、气血、骨髓等受病所反映的证候。

范围非常广泛，可以说凡不是表证的特定证候，一般都可属于里证的范畴，即所谓“非表即里”。

（三）半表半里证

通常称为少阳病证，以往来寒热，胸胁苦满等为特征性表现。

外感病中，发热恶寒同时并见的属表证；但发热不恶寒或但寒不热的属里证；寒热往来的属半表半里证。表证以头身疼痛，鼻塞或喷嚏等为常见症状；里证以内脏证候如咳喘、心悸、腹痛、呕泻之类表现为主症；半表半里证则有胸胁苦满等特有表现。

二、寒热辨证

（一）寒证

指感受寒邪，或阳虚阴盛，导致机体功能活动衰退所表现的具有冷、凉特点的证候。

常见证候有恶寒、畏冷、冷痛，喜暖，口淡不渴，肢冷蜷卧，痰、涎、涕清稀，小便清长，大便稀溏，面色白，舌淡苔白而润，脉紧或迟等。

（二）热证

指感受热邪，或脏腑阳气亢盛，或阴虚阳亢，导致机体功能活动亢进所表现的具有温、热特点的证候。

常见证候有发热，恶热喜冷，口渴欲饮，面赤，烦躁不宁，痰、涕黄稠，小便短黄，大便干结，舌红苔黄、干燥少津，脉数等。

三、虚实辨证

（一）实证

实证是人体感受外邪，或疾病过程中阴阳气血失调而以阳、热、滞、闭等为主，或体内病理产物蓄积，所形成的各种临床证候的概括。

临床一般是新起、暴病多实证，病情激剧者多实证，体质壮实者多实证。

（二）虚证

虚证是对人体正气虚弱、不足为主所产生的各种虚弱证候的概括。

临床一般是以久病、势缓者多虚证，耗损过多者多虚证，体质素弱者多虚证。

四、阴阳辨证

（一）阳虚证

阳虚证是指体内的阳气亏损，机体失却温煦，推动、蒸腾、气化等作用减退所表现的虚寒证候。

临床表现　以经常畏冷，四肢不温，口淡不渴，或渴喜热饮，可有自汗，小便清长或尿少浮肿，大便溏薄，面色白，舌淡胖，苔白滑，脉沉迟（或为细数）无力为常见证候，并可兼有神疲、乏力、气短等气虚的证候。

（二）阴虚证

阴虚证是指体内津液精血等阴液亏少而无以制阳，滋润、濡养等作用减退所表现的虚热证候。

临床表现　以形体消瘦，口燥咽干，潮热颧红，五心烦热，盗汗，小便短黄，大便干结，舌红少津少苔，脉细数等为证候特征。

（三）亡阳证

亡阳证是指体内阳气极度衰微而表现出阳气欲脱的危重证候。

临床表现　以冷汗淋漓、汗质稀淡，神情淡漠，肌肤不温，手足厥冷，呼吸气微，面色苍白，舌淡而润，脉微欲绝等为证候特点。

（四）亡阴证

亡阴证是指体液大量耗损，阴液严重亏乏而欲竭所表现出的危重证候。

临床表现　以汗热味咸而黏、如珠如油，身灼肢温，虚烦躁扰，恶热，口渴欲饮，皮肤皱瘪，小便极少，面色赤，唇舌干燥，脉细数疾等为证候特点。

第二节　八纲证候间的关系

一、证候相兼

广义的证候相兼，是指各种证候的相兼存在。狭义的证候相兼，即指在疾病某一阶段，其病位无论是在表、在里，但病情性质上没有寒与热、虚与实相反的证候存在。

八纲辨证在临床上常见的相兼证候有表实寒证、表实热证、里实寒证、里实热证、里虚寒证、里虚热证等。

二、证候错杂

证候错杂是指疾病某一阶段的证候，不仅表现为表里同时受病，而且呈现寒、热、虚、实的性质相反，因而证候显得相互矛盾、错杂。

三、证候真假

所谓“真”，是指与疾病的内在本质相符的证候；所谓“假”，是指疾病表现的某些不符合常规认识的假象。

（一）寒热真假

真热假寒　亦称阳盛格阴证。临床有四肢凉甚至厥冷，恶寒甚或寒战，神识昏沉，面色紫暗，脉沉迟等似为阴寒证的表现，但其本质为热，故必有高热，胸腹灼热，口鼻气灼，口臭息粗，口渴引饮，小便短黄，舌红苔黄而干，脉搏有力等里实热证的表现。

真寒假热　亦称阴盛格阳证、戴阳证。临床可见自觉发热，或欲脱衣揭被，面色浮红如妆，神志躁扰不宁，口渴咽痛，脉浮大或数等颇似阳热证的表现，但因其本质为阳气虚衰，故必有胸腹无灼热，下肢必厥冷，小便清长，或下利清谷，舌淡等里虚寒的证候。

（二）虚实真假

真实假虚　临床可见神情默默，倦怠懒言，身体羸瘦，脉象沉细等。

真虚假实　因脏腑虚衰，气血不足，运化无力，因而出现腹部胀满，呼吸喘促，二便闭涩等症。

虚实真假的辨别，关键在于脉象的有力无力、有神无神，其中尤以沉取之象为真谛；其次是舌质的嫩胖与苍老；言语呼吸的高亢粗壮与低怯微弱；病人整个体质状况，病之新久，治疗经过。

四、证候转化

（一）表里出入

表证入里　是指先有表证，然后出现里证，然后表证随之消失，即表证转化为里证，其病机谓外邪入里。

里邪出表　是指在里之病邪，有向外透达之势，是邪有出路的好趋势，一般对病情向愈有利。

（二）寒热转化

寒证化热　是指原为寒证，后出现热证，而寒证随之消失的病变。

热证转寒　是指原为热证，后出现寒证，而热证随之消失的病变。

（三）虚实转化

实证转虚　是病情先表现为实证，由于失治、误治，以及邪正斗争的必然趋势等原因，以致病邪耗伤正气，或病程迁延，邪气渐却，阳气或阴血已伤，渐由实证变成虚证。

虚证转实　是指病情本为虚证，由于积极的治疗、休养、锻炼等，正气逐渐来复，与邪气相争，以祛邪外出，故表现为属实的证候。

第八章　病因与气血津液辨证

第一节　病因辨证

一、外风证

临床表现一般有恶风寒，微发热，汗出，鼻塞或喷嚏，咳嗽，咽喉痒或痛等症，苔薄白，脉多浮缓。

二、实寒证

“伤寒证”以新起恶寒，或无发热之感，或虽有发热但感恶寒为主，头身疼痛，无汗，鼻塞流清涕，口不渴，舌苔白，脉浮紧等。

“中寒证”以新起畏寒，脘腹或腰背等处冷痛、喜温，或见呕吐腹泻，或见咳嗽、哮喘、咯白痰，或见肢体厥冷、拘急，无汗，口不渴，肢体踡卧，小便清长，面色白甚或青，舌苔白，脉沉紧或沉弦、沉迟有力，甚或脉伏为主要表现。

三、暑证

以恶热，汗出，口渴喜饮，气短神疲，肢体困倦，小便短黄，舌红，苔黄或白，脉虚数等为常见证候。

四、湿证

以头重如裹，胸闷脘痞，口腻不渴，纳谷不香甚至恶心欲呕，肢体困重甚或酸痛，困倦思睡，或见大便稀溏，小便浑浊。妇女可见带下量多。面色晦垢，舌苔滑腻，脉多濡缓。

五、燥证

以干燥不润，如皮肤干燥甚至皲裂、脱屑，口唇、鼻孔、咽喉干燥，舌苔干燥，口渴饮水，或见干咳少痰、痰黏难咯，小便短黄，大便燥结等，脉象常无特异性变化。

六、火热证

以发热、恶热，烦躁，口渴喜冷饮，汗多，大便干结或便秘，小便短黄，面色赤，舌质红或绛，舌苔黄或灰黑而干燥，脉数有力等为主要证候。

七、毒证

“毒”含义：

1. 指某些具有强烈传染性的特殊病因，即疫疠之气，又称毒气、疫毒。

2. 指某些有毒性作用的特殊病因，常直接以毒字命名。

3. 邪盛病重之证，在证名中常于六淫等邪气之后加毒字表示。

4. 外科疮疡疾患。

八、脓证

“脓”是因火热毒邪等阻滞气血运行，或使气血壅聚，邪毒与气血相搏而淤积蒸酿，以致血败肉腐，而酿成的一种气味腥臭、质较浓稠的液状病理性产物。

九、食积证

食积证是指因饮食不节，或脾胃腐熟运化失常，以致食物停滞胃肠而反映的证候。

十、虫积证

虫积证是指幼虫侵入机体，或食入虫卵而在体内发育繁殖，以致阻碍脏腑气机，耗伤营血等证候。

第二节　气血辨证

一、气虚类证

气虚类证包括气虚、气陷、气不固、气脱。

气虚证是指元气不足，气的推动、温煦、固摄、防御、气化等功能减退，或脏腑组织的机能活动减退所表现的虚弱证候。

气虚证见少气懒言，声音低微，呼吸气短，神疲乏力，或有头晕目眩，自汗，活动后诸症加重，舌质淡嫩，脉虚等。

所谓“气陷”，是指气虚无力升举，清阳之气不升而反下陷，内脏位置不能维固而下垂所表现的虚弱证候。以头晕眼花，耳鸣，疲乏，气短，自觉气下坠感，或内脏位置下垂，或有脱肛、阴挺等为常见证候。

所谓“气不固”，是指气虚而失其固摄之能所表现的虚弱证候。

所谓“气短”，是指元气亏虚已极，气息奄奄欲脱的危重证候。常表现为呼吸微弱而不规则，或见昏迷或昏仆，汗出不止，面色苍白，口开目合，手撒身软，二便失禁，脉微欲绝，舌质淡白，苔白润等症。

二、血虚类证

血虚类证包括血虚和血脱。

血虚证是指血液亏少，不能濡养脏腑、经络、组织而表现的虚弱证候。

血虚证以面色淡白或萎黄，口唇、眼睑、爪甲色淡白，头晕眼花，心悸多梦，手足发麻，妇女经血量少色淡，愆期或经闭，舌质淡，脉细无力等为一般临床表现。

三、气滞类证

气滞类证包括气滞以及气逆、气闭。

气滞证是指人体某一部分，或某一脏腑经络的气机阻滞、运行不畅所表现的证候。

证候一般为胸胁脘腹等处的胀闷，甚或疼痛，症状时轻时重，部位不固定，按之一般无形，疼痛性质可为窜痛、胀痛、攻痛等，痛胀常随嗳气、肠鸣、矢气后而减轻，或随情绪的忧思恼怒与喜悦而加重或减轻，脉象多弦，可无明显舌象变化。

所谓“气逆”，是指气机升降失常，气上冲逆而不调所表现的病理变化。肺失肃降而气逆，则见咳嗽、喘息等症；胃失和降而气机上逆，则见呃逆、嗳气、恶心、呕吐等症；肝气失调，升发太过而无制，可表现为头痛、眩晕、气从少腹上冲胸咽。

所谓“气闭”，是指因大怒、暴惊、忧思过极等，致使气机闭塞，可出现神昏或晕厥、肢厥等症，称神气郁闭证。

四、血瘀证

凡离开经脉的血液，未能及时排出或消散，而停留于某一处；或血液运行受阻，壅积于经脉或器官之内，呈凝滞状态，失却生理功能者，均属瘀血。

其疼痛状如针刺刀割，痛处不移而固定，常在夜间加重。肿块在体表者，常呈青紫色包块，在腹内者，可触及较坚硬而推之不移的肿块。出血色紫暗或夹有血块，或大便色黑如柏油状。可见面色黧黑，或唇甲青紫，或皮下紫斑，或肌肤甲错，或腹部青筋显露，或皮肤出现丝状红缕。舌质紫暗或见紫斑、紫点，或舌下脉络血张，或舌边有青紫色条状线。脉象多细涩，或结、代，或无脉。

五、血热证

血热证是指脏腑火热炽盛，热迫血分所表现的实热证候，即血分的热证。以热症、舌质绛、脉滑数或弦数为辨血热证的主要依据。

六、血寒证

血寒证是指寒邪客于血脉，凝滞气机，血液运行不畅所表现的实寒证候，即血分的寒证。表现为手足冷痛、肤色紫暗发凉，或少腹拘急疼痛，或月经愆期、经色紫暗、夹有血块等症。

第三节 津液辨证

一、痰证

以咳嗽咯痰，痰质黏稠，胸脘痞闷，恶心纳呆，呕吐痰涎，头晕目眩，形体多肥胖，或神昏而喉中痰鸣，或神志错乱而为癫、狂、痴、痫，或某些部位出现圆滑柔韧的瘰疬、瘿瘤、乳癖、核块等症状体征，舌苔腻，脉滑。

二、饮证

脘腹痞胀，水声漉漉，泛吐稀涎或清水；或见咳嗽气喘，吐痰多而质稀色白，胸闷心悸，甚或喉中哮鸣有声；或胸胁饱满，支撑胀痛，随呼吸、咳嗽、转侧而痛增。并可见眩晕、舌淡嫩、苔白滑、脉弦等症。

三、水停证

主要表现是症见水肿，或见于下肢，或见于面睑，甚或全身皆肿，按之凹陷而不易起，水亦可停于腹腔而见腹满如鼓，叩之声浊。水液停聚，多随体位改变而流动，并往往见有小便短少、不利之症，舌苔润滑，脉象多为濡缓。

四、津液亏虚证

临床表现主要有口燥咽干，唇焦或裂，眼球深陷，皮肤干燥甚或枯瘪，渴欲饮水，小便短少而黄，大便干结难解，舌红少津，脉细而数等症。

第九章　脏腑辨证

第一节　心病辨证

一、心血虚证

心血虚证是指由于心血亏虚，不能濡养心脏所表现的证候。

临床　心悸，头晕，失眠多梦，健忘，面色淡白或萎黄，唇、舌色淡，脉细弱。

二、心阴虚证

心阴虚证是指由于心阴亏损，虚热内扰所表现的证候。

临床　心烦心悸，失眠、多梦，或见五心烦热，午后潮热，盗汗，两颧发红，舌红少津，脉象细数。

三、心气虚证

心气虚证是指由于心气不足，鼓动无力，表现以心悸为主症的虚弱证候。

临床　心悸，气短，精神疲惫，活动后加重，面色淡白，或有自汗，舌质淡，脉虚。

四、心阳虚证

心阳虚证是指由于心阳虚衰，鼓动无力，虚寒内生所表现的证候。

临床　心悸怔忡，心胸憋闷或痛，气短，自汗，形寒畏冷，面色㿠白，或面唇青紫，舌质淡胖或紫暗，苔白滑，脉弱或结代。

五、心阳虚脱证

心阳虚脱证是指心阳衰极，阳气暴脱所表现的危重证候。

临床　在心阳虚证表现的基础上，更见突然冷汗淋漓，四肢厥冷，呼吸微弱，面色苍白，或心痛剧烈，口唇青紫，脉微欲绝，甚或神志模糊，昏迷不醒。

六、心火亢盛证

心火亢盛证是指由于心火内炽所表现的实热证候。

临床　心烦失眠，面赤口渴，身热，便秘溲黄，舌尖红绛，苔黄，脉数。或见口舌赤烂疼痛，或兼见小便赤、涩、灼、痛，或见吐血、衄血，甚或狂躁谵语，神识不清等。

若以口舌生疮、赤烂疼痛为主症者，常称为“心火上炎证”，若兼小便赤、涩、灼、痛者，习称为“心热下移证”；若吐血、衄血表现突出者，则又称为“心火迫血妄行证”；若以狂躁谵语，神识不清为主症者，则常称“火热闭扰心神证”。

七、心脉痹阻证

心脉痹阻证是指由于瘀血、痰浊、阴寒、气滞等因素阻痹心脉，而出现以心悸怔忡，胸闷心痛为主症的一类证候。

临床　心悸怔忡，心胸憋闷作痛，痛引肩背内臂，时作时止。或见痛如针刺，舌暗或有青紫斑点，脉细涩或结代；或为心胸闷痛，体胖痰多，身重困倦，舌苔白腻，脉沉滑或沉涩；或遇寒痛剧，得温痛减，形寒肢冷，舌淡苔白，脉沉迟或沉紧；或疼痛而胀，胁胀，常喜太息，舌淡红，脉弦。

八、痰蒙心神证

痰蒙心神证是指由于痰浊蒙蔽心神，表现以神志异常为主症的证候。

临床 意识模糊，甚则昏不知人，或精神抑郁，表情淡漠，神志痴呆，喃喃独语，举止失常。或突然昏仆，不省人事，口吐涎沫，喉有痰声。并见面色晦滞，胸闷呕恶，舌苔白腻，脉滑。

九、痰火扰神证

痰火扰神证是指由于火热痰浊侵扰心神，表现以神志异常为主的证候。

临床 发热烦躁，面赤口渴，气粗，便秘尿黄，吐痰色黄，或喉间痰鸣，胸闷，心烦不寐，甚则狂越妄动，打人毁物，胡言乱语，哭笑无常，或见神昏谵语，舌质红，苔黄腻，脉滑数。

十、瘀阻脑络证

瘀阻脑络证是指由瘀血犯头，阻滞脑络，以头痛、头晕为主症的证候。

临床　头痛、头晕经久不愈，痛处固定不移，痛如锥刺，或健忘、失眠、心悸，或头部外伤后昏不知人，面晦不泽，或有瘀点瘀斑，脉细涩。

第二节　肺病辨证

一、肺气虚证

肺气虚证是指由于肺机能减弱，其主气、卫外功能失职所表现的虚弱证候。

临床　咳喘无力，少气短息，动则益甚，咳痰清稀，语声低怯，或有自汗、畏风，易于感冒，神疲体倦，面色淡白，舌淡苔白，脉弱。

二、肺阴虚证

肺阴虚证是指由于肺阴不足，失于清肃，虚热内生所表现的证候。

临床　干咳少痰，或痰少而黏，不易咯出，口燥咽干，

形体消瘦，五心烦热，午后潮热，盗汗，或痰中带血，声音嘶哑，舌红少津，脉细数。

三、风寒犯肺证

风寒犯肺证是指由于风寒之邪侵袭肺表，肺卫失宣所表现的证候。

临床　咳嗽，咳痰清稀，微有恶寒发热，鼻塞，流清涕，

喉痒，或见身痛无汗，舌苔薄白，脉浮紧。

四、风热犯肺证

风热犯肺证是指风热邪气侵袭肺系，肺卫受病所表现的证候。

临床　咳嗽，痰稠色黄，鼻塞，流浊涕，发热微恶风寒，口微渴，或咽喉疼痛，舌尖红，苔薄黄，脉浮数。

五、燥邪犯肺证

燥邪犯肺证是指外界燥邪侵犯肺卫，肺系津液耗伤所表现的证候。

临床　干咳少痰，或痰黏难咯，甚则胸痛，痰中带血，口、唇、鼻、咽干燥，或见鼻衄，咯血，便干溲少，苔薄而干燥少津，发热，微恶风寒，无汗或少汗，脉浮数或浮紧。

六、肺热炽盛证

肺热炽盛证是指邪热内盛于肺，肺失清肃而出现的肺经实热证候。

临床　发热，口渴，咳嗽，气喘，鼻煽气灼，胸痛，咽喉红肿疼痛，小便短赤，大便秘结，舌红苔黄，脉数。

七、痰热壅肺证

痰热壅肺证是指痰热互结，壅闭于肺，致使肺失宣降而表现的肺经实热证候。

临床　咳嗽，咯痰黄稠而量多，胸闷，气喘息粗，甚则鼻翼煽动，或喉中痰鸣，烦躁不安，发热口渴，或咳吐脓血腥臭痰，胸痛，大便秘结，小便短赤，舌红苔黄腻，脉滑数。

八、寒痰阻肺证

寒痰阻肺证是指寒邪与痰浊交并，壅阻于肺，肺失宣降所表现的证候。

临床　咳嗽痰多，痰质黏稠，或清稀色白，量多，易咯，胸闷，或见喘哮痰鸣，形寒肢冷，舌质淡，苔白腻或白滑，脉濡缓或滑。

九、饮停胸胁证

饮停胸胁证是指水饮停于胸胁，气机受阻，表现为胸胁饱胀，咳唾引痛为主症的证候，又称为“悬饮”。

临床　胸胁胀闷疼痛，咳唾痛甚，气息短促，或眩晕，身体转侧或呼吸时胸胁部牵引作痛，舌苔白滑，脉沉弦。

十、风水相搏证

风水相搏证是指风邪侵袭，肺失宣降，不能通调水道，水湿泛溢肌肤所表现的证候。属阳水范畴。

临床　眼睑头面先肿，继而遍及全身，小便短少，来势迅猛，皮肤薄而亮，并兼有恶寒，发热，无汗，舌苔薄白，脉象浮紧。或兼见咽喉肿痛，舌红，脉象浮数。

第三节　脾病辨证

一、脾气虚证

脾气虚证是指由于脾气不足，运化失职所表现的虚弱证候。

临床　腹胀纳少，食后胀甚，大便溏薄，肢体倦怠，神疲乏力，少气懒言，形体消瘦，面色萎黄，或见肥胖、浮肿，舌淡苔白，脉缓弱。

二、脾虚气陷证

脾虚气陷证是指由于脾气亏虚，升举无力而反下陷的所表现的证候。

临床脘腹重坠作胀，食后益甚，或便意频数，肛门重坠，或久泄不止，甚或脱肛，或子宫下垂，或小便浑浊如米泔。常伴见气短乏力，倦怠懒言，头晕目眩，面白无华，食少便溏，舌淡苔白，脉缓弱等。

三、脾阳虚证

脾阳虚证是指脾阳虚衰，失于温运，阴寒内生所表现的虚寒证候。

临床　纳少，腹胀，腹痛绵绵，喜温喜按，形寒气怯，四肢不温，面白不华或虚浮，口淡不渴，大便稀溏，或见肢体浮肿，小便短少，或见带下量多而清稀色白，舌质淡胖或有齿痕，苔白滑，脉沉迟无力。

四、脾不统血证

脾不统血证是指由于脾气虚弱，不能统摄血液，而致血液出脉外为主要表现的证候。

临床　面色萎黄或苍白无华，食少便溏，神疲乏力，气短懒言，并见出血，或便血、溺血，或肌衄、鼻衄，或妇女月经过多、崩漏，舌淡，脉细无力。

五、寒湿困脾证

寒湿困脾证是指由于寒湿内盛，中阳受困所表现的证候。

临床　脘腹痞闷或痛，口腻纳呆，泛恶欲吐，口淡不渴，腹痛便溏，头身困重，或肢体浮肿，小便短少，或身目发黄，其色晦暗不泽，或妇女白带量多，舌体胖，苔白腻或白滑，脉缓弱或沉细。

六、湿热蕴脾证

湿热蕴脾证是指由于湿热内蕴中焦，脾胃纳运功能失职所表现的证候。

临床　脘腹痞闷，纳呆呕恶，大便溏泄而不爽，肢体困重，渴不多饮，身热不扬，汗出不解，或见身目鲜黄，或皮肤发痒，舌质红，苔黄腻，脉濡数。

第四节　胃肠病辨证

一、胃气虚证

胃气虚证是指胃气不足，受纳、腐熟功能减弱，以致胃失和降所表现的证候。

临床 胃脘隐痛或痞胀，按之觉舒，不思饮食，食后胀甚，时作嗳气，口淡不渴，面色萎黄，气短神疲，倦怠懒言，舌质淡，苔薄白，脉虚弱。

二、胃阳虚证

胃阳虚证是指由于胃阳不足，虚寒内生，以致胃失和降所表现的证候。

临床 胃脘绵绵冷痛，时发时止，喜温喜按，食后缓解，泛吐清水或挟有不消化食物，食少脘痞，口淡不渴，倦怠乏力，畏寒肢冷，舌质淡嫩或淡胖，脉沉迟无力。

三、胃阴虚证

胃阴虚证是指由于胃阴不足，胃失濡润、和降所表现的证候。

临床　胃脘隐隐灼痛，饥不欲食，或胃脘嘈杂，或脘痞不舒，或干呕呃逆，口燥咽干，大便干结，小便短少，舌红少津，脉细而数。

四、肠燥津亏证

肠燥津亏证是指由于大肠阴津亏虚，传导不利，表现以大便燥结，排便困难为主症的证候。

临床　大便秘结，干燥难下，数日一行，口干，或口臭，或伴见头晕，舌红少津，苔黄燥，脉细数。

五、寒滞胃肠证

寒滞胃肠证是指由于寒邪侵犯胃肠，表现以脘腹冷痛为主症的实寒证候。

临床　脘腹冷痛，痛势暴急，遇寒加剧，得温则减，恶心呕吐，吐后痛缓，口淡不渴，或口泛清水，腹泻清稀，或腹胀便秘，面白或青，肢冷不温，舌苔白润，脉弦或沉紧。

六、胃热炽盛证

胃热炽盛证是指由于胃中火热炽盛，胃失和降所表现的实热证候。

临床　胃脘灼痛，拒按，渴喜冷饮，或消谷善饥，或见口臭，或牙龈肿痛溃烂，齿衄，大便秘结，小便短黄，舌红苔黄，脉滑数。

七、肠热腑实证

肠热腑实证是指由于邪热入里，与肠中糟粕相搏，燥屎内结所表现的里实热证候。

临床　高热，或日晡潮热，脐腹部硬满疼痛，拒按，大便秘结，或热结旁流，气味恶臭，汗出口渴，甚则神昏谵语、狂乱，小便短黄，舌质红，苔黄厚而燥，或焦黑起刺，脉沉数有力，或沉实有力。

八、饮留胃肠证

饮留胃肠证是指寒饮留滞胃肠所表现的证候。

临床　脘腹胀满，胃中有振水声，呕吐清涎，肠间水声漉漉，口淡不渴，头目眩晕，舌苔白滑，脉沉滑。

九、食滞胃肠证

食滞胃肠证是指由于饮食停滞胃肠，以脘腹胀满疼痛，呕泻酸馊腐臭为主症的证候。

临床　脘腹胀满疼痛、拒按，嗳腐吞酸，厌食，或呕吐酸腐食物，吐后胀痛得减，或肠鸣腹痛，泻下不爽，便臭如败卵，或大便秘结，舌苔厚腻，脉滑或沉实。

十、胃肠气滞证

胃肠气滞证是指由于邪气侵扰，或内脏气机失调，致使胃肠气机阻滞所表现的证候。

临床　脘腹痞胀疼痛，痛而欲吐或欲泻，泻而不爽，或腹胀痛剧，肠鸣走窜不定，矢气频作，矢气后胀痛得减，或胀痛剧而无肠鸣矢气，大便秘结，苔厚，脉弦。

十一、肠道湿热证

肠道湿热证是指由于湿热侵犯肠道，传导失职，表现为以泄泻下痢为主的证候。

临床　腹痛，下痢脓血，里急后重，或暴注下泻，色黄而秽臭，肛门灼热，小便短黄，身热口渴，舌质红，苔黄腻，脉滑数。

十二、虫积肠道证

虫积肠道证，是指蛔虫等积滞肠道而表现的证候。

临床　胃脘嘈杂，时作腹痛，或嗜食异物，大便排虫，面黄形瘦，睡中龂齿，或鼻痒，面部出现白色虫斑，白睛见蓝斑，或突发腹痛，按之有条索状，甚至剧痛而汗出肢厥，呕吐蛔虫。

第五节　肝胆病辨证

一、肝血虚证

肝血虚证是指由于肝血不足，所系组织器官失养所表现的证候。

临床　头晕目眩，面白无华，爪甲不荣，视物模糊或夜盲，或见肢体麻木，关节拘急不利，手足震颤，肌肉瞤动，或见妇女月经量少，色淡，甚则闭经，舌淡，脉细。

二、肝阴虚证

肝阴虚证是指由于肝之阴液亏损，阴不制阳，虚热内扰所表现的证候。

临床　头晕眼花，两目干涩，视力减退，面部烘热或颧红，口咽干燥，五心烦热，潮热盗汗，或见手足蠕动，或胁肋隐隐灼痛，舌红少津，脉弦细而数。

三、肝郁气滞证

肝郁气滞证是指由于肝的疏泄功能异常，疏泄不及而致气机郁滞所表现的证候。

临床　情志抑郁，胸胁或少腹胀满窜痛，善太息，或见咽部异物感，或见瘿瘤、瘰疬，或见胁下癥块。妇女可见乳房作胀疼痛，痛经，月经不调，甚则闭经。舌苔薄白，脉弦或涩。

四、肝火炽盛证

肝火炽盛证是指由于肝经火盛，气火上逆，而表现以火热炽盛于上为特征的证候。

临床　头晕胀痛，痛势若劈，面红目赤，口苦口干，急躁易怒，耳鸣如潮，甚或突发耳聋，不寐或噩梦纷纭，或胁肋灼痛，或吐血、衄血，大便秘结，小便黄短，舌质红，苔黄，脉弦数。

五、肝阳上亢证

肝阳上亢证是指由于肝肾阴亏，肝阳亢扰于上所表现的上实下虚证候。

临床　眩晕耳鸣，头目胀痛，面红目赤，急躁易怒，失眠多梦，腰膝酸软，头重脚轻，舌红少津，脉弦或弦细数。

六、肝胆湿热证

肝胆湿热证是指由于湿热蕴结肝阳，疏泄功能失职所表现的证候。

临床　胁肋灼热胀痛，厌食腹胀，口苦，泛呕，大便不调，小便短赤，或见寒热往来，身目发黄，或阴部瘙痒，或带下色黄秽臭，舌红苔黄腻，脉弦数或滑数。

七、寒滞肝脉证

寒滞肝脉证是指由于寒邪侵袭，凝滞肝经，表现以肝经循行部位冷痛为主症的证候。

临床　少腹冷痛，阴部坠胀作痛，或阴囊收缩引痛，得温则减，遇寒加甚，或见巅顶冷痛，形寒肢冷，舌淡苔白润，脉象沉紧或弦紧。

八、胆郁痰扰证

胆郁痰扰证是指由于痰热内扰，胆失疏泄所表现的证候。

临床　胆怯易惊，惊悸不宁，失眠多梦，烦躁不安，胸胁闷胀，善太息，头晕目眩，口苦，呕恶，舌红，苔黄腻，脉弦数。

九、肝风内动证

1. 肝阳化风证　是指由于肝阳升发，亢逆无制所导致的一类动风证候。

临床　眩晕欲仆，头摇，头痛，肢体震颤，项强，语言謇涩，手足麻木，步履不正，舌红，苔白或腻，脉弦细有力。甚或突然昏倒，不省人事，口眼㖞斜，半身不遂，舌强不语，喉中痰鸣。

2. 热极生风证　是指由于邪热炽盛，伤津耗液，筋脉失养所表现的动风证候。

临床　高热烦躁，躁扰如狂，手足抽搐，颈项强直，两目上视，甚则角弓反张，牙关紧闭，神志昏迷，舌质红绛，

苔黄燥，脉弦数。

3. 阴虚动风证　是指由于阴液亏虚，筋脉失养所表现的动风证候。

临床　手足蠕动，眩晕耳鸣，潮热颧红，口燥咽干，形体消瘦，舌红少津，脉细数。

4. 血虚生风证　是指由于血液亏虚，筋脉失养所表现的

动风证候。

临床　手足震颤，肌肉瞤动，肢体麻木，眩晕耳鸣，面色无华，爪甲不荣，舌质淡白，脉细弱。

第六节　肾与膀胱病辨证

一、肾阳虚证

肾阳虚证是指由于肾阳虚衰，温煦失职，气化失权所表现的一类虚寒证候。

临床　面色㿠白或黧黑，腰膝酸冷，形寒肢冷，尤以下肢为甚，神疲乏力，男子阳痿，早泄，精冷，女子宫寒不孕，性欲减退，或见便泻稀溏，五更泄泻，或小便频数、清长，夜尿多，舌淡，苔白，脉沉细无力，尺部尤甚。

二、肾虚水泛证

肾虚水泛证是指由于肾阳亏虚，气化失权，水湿泛溢所表现的证候。

临床　身体浮肿，腰以下尤甚，按之没指，畏寒肢冷，腰膝酸冷，腹部胀满，或见心悸气短，或咳喘痰鸣，小便短少，舌质淡胖，苔白滑，脉沉迟无力。

三、肾阴虚证

肾阴虚证是指由于肾阴亏损，失于滋养，虚热内生所表现的证候。

临床　腰膝酸软而痛，眩晕耳鸣，齿松发脱，男子遗精，早泄，女子经少或经闭，或见崩漏，失眠，健忘，口咽干燥，五心烦热，潮热盗汗，或骨蒸发热，午后颧红，形体消瘦，小便黄少，舌红少津，少苔或无苔，脉细数。

四、肾精不足证

肾精不足证是指由于肾精亏损，表现以生长发育迟缓，生殖机能低下，早衰为主症的一类证候。

临床　小儿发育迟缓，身体娇小，囟门迟闭，智力低下，骨骼痿软，动作迟钝；男子精少不育，女子经闭不孕，性机能低下；成人早衰，耳鸣耳聋，健忘恍惚，两足痿软，发脱齿摇，神情呆钝，舌淡，脉细弱。

五、肾气不固证

肾气不固证是指由于肾气亏虚，封藏固摄功能失职所表现的证候。

临床　腰膝酸软，神疲乏力，耳鸣失聪，小便频数而清，或尿后余沥不尽，或遗尿，或夜尿频多，或小便失禁，男子滑精，早泄，女子月经淋漓不尽，或带下清稀而量多，或胎动易滑，舌淡，苔白，脉弱。

六、膀胱湿热证

膀胱湿热证是指由于湿热蕴结膀胱，气化不利所表现的以小便异常为主症的一类证候。

临床　尿频尿急，小腹胀痛，尿道灼痛，小便黄赤短少，或浑浊，或尿血，或有砂石，可伴有发热，腰部胀痛，舌红，苔黄腻，脉滑数。

第七节　脏腑兼病辨证

一、心肾不交证

心肾不交证是指由于心肾水火既济失调所反映的心肾阴

虚阳亢证候。

临床　心烦少寐，惊悸多梦，头晕耳鸣，健忘，腰膝酸软，或遗精，五心烦热，或潮热盗汗，口咽干燥，舌红少苔或无苔，脉细数。

二、心肾阳虚证

心肾阳虚证是指由于心肾阳气虚衰，温运无力，致血行瘀滞，水湿内停所表现的虚寒证候。

临床　心悸怔忡，形寒肢冷，肢体浮肿，小便不利，神疲乏力，甚则唇甲青紫，舌质淡暗青紫，苔白滑，脉沉细微。

三、心肺气虚证

心肺气虚证是指由于心肺两脏气虚，表现以心悸、咳喘为主症的证候。

临床　胸闷心悸，咳喘气短，动则尤甚，吐痰清稀，头晕神疲，语声低怯，自汗乏力，面色淡白，舌淡苔白，或唇舌淡紫，脉沉弱或结代。

四、心脾气血虚证

心脾气血虚证是指由于心血不足、脾虚气弱而表现的心神失养，脾失健运、统血的虚弱证候。

临床　心悸怔忡，失眠多梦，头晕健忘，食欲不振，腹胀便溏，倦怠乏力，面色萎黄，或见皮下出血，女子月经量少色淡，淋漓不尽，舌质淡嫩，脉细弱。

五、心肝血虚证

心肝血虚证是指由于心肝两脏血亏，表现出心神及所主官窍组织失养为主的血虚证候。

临床　心悸健忘，失眠多梦，头晕目眩，两目干涩，视物模糊，或肢体麻木，震颤拘挛，或女子月经量少色淡，甚则经闭，面白无华，爪甲不荣，舌质淡白，脉细。

六、脾肺气虚证

脾肺气虚证是指由于脾肺两脏气虚，出现脾失健运，肺失宣降的虚弱证候。

临床　食欲不振，腹胀便溏，久咳不止，气短而喘，声低懒言，乏力少气，或吐痰清稀而多，或见面浮肢肿，面白无华，舌质淡，苔白滑，脉细弱。

七、肺肾气虚证

肺肾气虚证是指由于肺肾两脏气虚，降纳无权，表现以短气喘息为主的证候。

临床 喘息短气，呼多吸少，动则喘息尤甚，语声低怯，自汗乏力，腰膝酸软，舌淡脉弱，或喘息加剧，冷汗淋漓，肢冷面青，脉大无根。

八、肺肾阴虚证

肺肾阴虚证是指肺肾两脏阴液亏虚，虚火内扰，肺失清肃而表现的虚热证候。

临床 咳嗽痰少，或痰中带血，口燥咽干，或声音嘶哑，腰膝酸软，或见骨蒸潮热，盗汗颧红，形体消瘦，男子遗精，女子月经不调，舌红少苔，脉细数。

九、肝火犯肺证

肝火犯肺证是指由于肝经气火上逆犯肺，而使肺失清肃所表现的证候。

临床　胸胁灼痛，急躁易怒，头胀头晕，面红目赤，烦热口苦，咳嗽阵作，甚则咳血，痰黄黏稠，舌质红，苔薄黄，脉象弦数。

十、肝胃不和证

肝胃不和证是指由于肝气郁滞，横逆犯胃，胃失和降而表现以脘胁胀痛为主的证候。

临床　胃脘、胁肋胀满疼痛，或为窜痛，呃逆嗳气，吞酸嘈杂，情绪抑郁，或烦躁易怒，善太息，食纳减少，舌苔薄白或薄黄，脉弦或带数。

十一、肝郁脾虚证

肝郁脾虚证是指肝失疏泄，脾失健运而表现以胸胁胀痛、腹胀、便溏等主症的证候。

临床　胸胁胀满窜痛，善太息，情志抑郁，或急躁易怒，纳呆腹胀，便溏不爽，肠鸣矢气，或腹痛欲泻，泻后痛减，或大便溏结不调，舌苔白，脉弦或缓弱。

十二、肝肾阴虚证

肝肾阴虚证是指由于肝肾阴液亏虚，阴不制阳，虚热内扰所表现的证候。

临床　头晕目眩，耳鸣健忘，口燥咽干，失眠多梦，胁痛，腰膝酸软，五心烦热，盗汗颧红，男子遗精，女子月经量少，舌红少苔，脉细而数。

十三、脾肾阳虚证

脾肾阳虚证是指脾肾阳气亏虚，温化失权，表现以泄泻或水肿为主症的虚寒证候。

临床　面色㿠白，形寒肢冷，腰膝或下腹冷痛，久泄久痢不止，或五更泄泻，完谷不化，粪质清冷，或面浮身肿，小便不利，甚则腹胀如鼓，舌质淡胖，舌苔白滑，脉沉迟无力。

第十章　其他辨证

第一节　六经辨证概要

一、太阳病证

(一) 太阳经证

太阳经证是指由于风寒之邪侵犯人体肌表，正邪抗争，营卫失和所表现的证候。太阳经证为伤寒病的初起阶段。

临床　恶寒，头项强痛，脉浮。

1. 太阳中风证　是指以风邪为主的风寒之邪侵犯太阳经

脉，使卫强营弱所表现的证候。

临床　发热，恶寒，汗出，脉浮缓，或见鼻鸣，干呕。

2. 太阳伤寒证　是指以寒邪为主的风寒之邪侵犯太阳经脉，导致卫阳被遏，营阴郁滞所表现的证候。

临床　恶寒，发热，头项强痛，身体疼痛，无汗而喘，脉浮紧。

（二）太阳腑证

1. 太阳蓄水证　是指太阳经证不解，邪与水结，膀胱气化不利，水液停蓄所表现的证候。

临床　发热，恶寒，小便不利，少腹满，消渴，或水入即吐，脉浮或浮数。

2. 太阳蓄血证　是指太阳经证不解，邪热内传，与血相结于少腹所表现的证候。

临床　少腹急结或鞕满，小便自利，如狂或发狂，善忘，大便色黑如漆，脉沉涩或沉结。

二、阳明病证

阳明病证是指伤寒发展过程中，阳热亢盛，胃肠燥热所表现的证候。其性质属里实热证，为邪正斗争的极期阶段。

临床　身热，不恶寒，反恶热，汗自出，脉大。

阳明病的主要病机是“胃家实”。

（一）阳明经证

阳明经证是指邪热亢盛，充斥阳明之经，弥漫全身，而肠中无燥屎内结所表现的证候。

临床　身大热，汗大出，口大渴引饮，或心烦躁扰，气粗似喘，面赤，苔黄燥，脉洪大。

（二）阳明腑证

阳明腑证是指邪热内盛阳明之里，与肠中糟粕相搏，燥屎内结所表现的证候。

临床　日晡潮热，手足濈然汗出，脐腹胀满疼痛，痛而拒按，大便秘结不通，甚则神昏谵语、狂乱、不得眠，舌苔黄厚干燥，或起芒刺，甚至苔焦黑燥裂，脉沉实，或滑数。

三、少阳病证

少阳病证是指邪犯少阳胆腑，枢机不运，经气不利所表现的证候。又称少阳半表半里证。

临床　口苦，咽干，寒热往来，胸胁苦满，默默不欲饮食，心烦喜呕，脉弦。

四、太阴病证

太阴病证是由多种原因所致脾阳虚衰，寒湿内生所表现的证候。

临床　腹满而吐，食不下，自利，口不渴，时腹自痛，四肢欠温，脉沉缓而弱。

五、少阴病证

（一）少阴寒化证

少阴寒化证是指少阴阳气虚衰，病邪入内从阴化寒，阴寒独盛所表现的虚寒证候。

临床　无热恶寒，脉微细，但欲寐，四肢厥冷，下利清谷，呕不能食，或食入即吐，或身热反不恶寒，甚至面赤。

（二）少阴热化证

少阴热化证是指少阴阴虚阳亢，邪从阳化热所表现的虚热证候。

临床　心烦不得眠，口燥咽干，舌尖红，脉细数。

六、厥阴病证

厥阴病证是伤寒发展传变的较后阶段，所现阴阳对峙，寒热交错，厥热胜复等证候的概括。

临床　消渴，气上撞心，心中疼热，饥而不欲食，食则吐蛔。

七、六经病证的传变

病邪自外侵入，逐渐向里发展，由某一经病证转变为另一经病证，称为“传经”。伤寒六经的顺序相传者，即太阳病

→阳明病→少阳病→太阴病→少阴病→厥阴病，称为“循经传”；若是隔一经或两经以上相传者，称为“越经传”；若相互表里的两经相传者，称为“表里传”。

伤寒病初起不从三阳经传入，而病邪径直入三阴病者，称为“直中”。

伤寒病不经过传变，两经或三经同时出现的病证，称为“合病”。

伤寒病凡一经之证未罢，又见它经病证者，称为“并病”。

第二节　卫气营血辨证概要

一、卫分证

卫分证是指温热病邪侵犯肺卫，致使卫外功能失调，肺失宣降所表现的证候。

临床　发热，微恶风寒，舌边尖红，脉浮数，常伴头痛，咳嗽，口干微渴，咽喉肿痛等症。

二、气分证

气分证是指温热病邪内传脏腑，正盛邪实，阳热亢盛所表现的里实热证候。

临床　发热不恶寒，反恶热，口渴，汗出，心烦，尿赤，舌红苔黄，脉数有力。或兼咳喘，胸痛，咯痰黄稠；或兼心烦懊侬，坐卧不安；或兼潮热，腹胀痛拒按，或时有谵语、狂乱，大便秘结或下利稀水，苔黄燥，甚则焦黑起刺，脉沉实；或见口苦，胁痛，干呕，心烦，脉弦数等。

三、营分证

营分证是指温热病邪内陷，劫灼营阴，心神被扰所表现的证候。

临床　身热夜甚，口不甚渴或不渴，心烦不寐，甚或神昏谵语，斑疹隐隐，舌质红绛无苔，脉细数。

四、血分证

血分证是指温热病邪深入阴血，导致动血、动风、耗阴所表现的一类证候。

临床　身热夜甚，躁扰不宁，甚或昏狂，斑疹显露，色紫黑，吐血、衄血、便血、尿血，舌质深绛，脉细数。或见抽搐，颈项强直，角弓反张，目睛上视，牙关紧闭，四肢厥冷，脉弦数；或见持续低热，暮热早凉，五心烦热，神疲欲痳，耳聋，形瘦，脉虚细；或见手足蠕动、瘈疭等。

五、卫气营血证的传变

顺传：指病变多从卫分开始，依次传入气分、营分、血分。

逆传：是指邪入卫分后，不经过气分阶段而直接深入营、血分。

第三节　三焦辨证概要

一、上焦病证

上焦病证是指温热之邪侵袭手太阴肺经和手厥阴心包经所表现的证候。

临床　发热，微恶风寒，汗出，咳嗽，口渴，头痛，舌边尖红，脉浮数或两寸独大；或见但热不寒，咳嗽，气喘，汗出，口渴，苔黄，脉数；甚则高热，神昏谵语或昏愦不语，舌謇肢厥，舌质红绛。

二、中焦病证

中焦病证是指温热之邪侵袭中焦脾胃，邪从燥化和邪从湿化所表现的证候。

临床　身热面赤，呼吸气粗，腹满便秘，神昏谵语，渴欲饮冷，口干唇裂，小便短赤，苔黄燥或焦黑起刺，脉沉实有力；或见身热不畅，头身重痛，胸脘痞闷，泛恶欲呕，大便不爽或溏泄，舌苔黄腻，脉濡数。

三、下焦病证

下焦病证是指温热之邪犯及下焦，劫夺肝肾之阴所表现的证候。

临床　身热颧红，手足心热甚于手足背，口燥咽干，神倦，耳聋，脉虚大；或见手足蠕动，甚或瘛疭，心中憺憺大动，神倦脉虚，舌绛苔少，甚或时时欲脱。

四、三焦病证的传变

三焦病证的传变，一般多由上焦手太阴肺经开始，传入中焦，进而传入下焦，此为“顺传”；若病邪从肺卫而传入心包者，称为“逆传”。